儿童舌诊

看舌象调体质

孟　莹◎主编

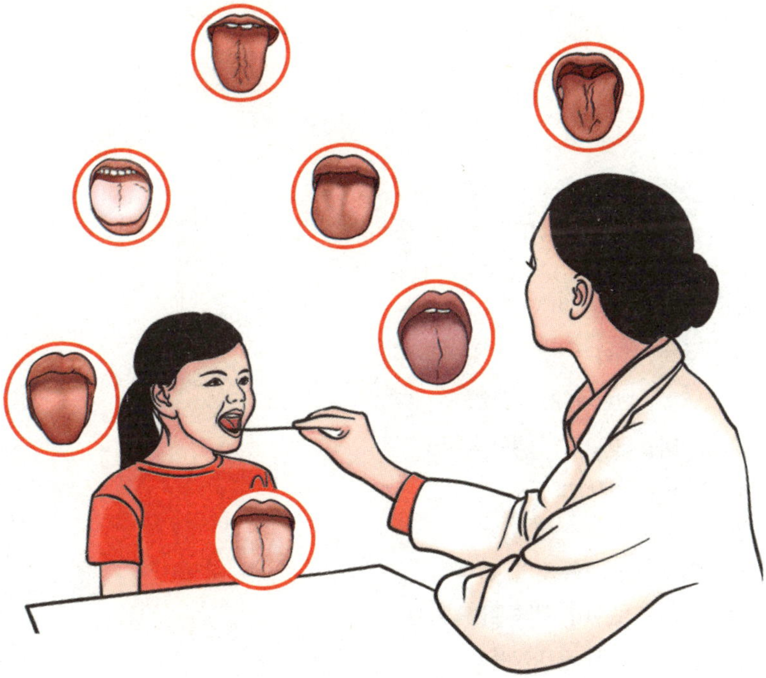

YNK 云南科技出版社
·昆明·

图书在版编目（CIP）数据

儿童舌诊：看舌象调体质 / 孟莹主编. -- 昆明：云南科技出版社, 2025. -- ISBN 978-7-5587-6461-5

Ⅰ. R272.04

中国国家版本馆CIP数据核字第202500463J号

儿童舌诊：看舌象调体质

ERTONG SHEZHEN：KAN SHEXIANG TIAO TIZHI

孟　莹　主编

责任编辑：赵敏杰

特约编辑：郁海彤

封面设计：李东杰

责任校对：孙玮贤

责任印制：蒋丽芬

书　　号：ISBN 978-7-5587-6461-5

印　　刷：三河市南阳印刷有限公司

开　　本：710mm × 1000mm　1/16

印　　张：10

字　　数：100千字

版　　次：2025年8月第1版

印　　次：2025年8月第1次印刷

定　　价：59.00元

出版发行：云南科技出版社

地　　址：昆明市环城西路609号

电　　话：0871-64192481

前言

“养儿一百岁，长忧九十九。”为人父母者对这句俗语一定是感同身受。说的是从孩子呱呱落地的那天起，每一次哭闹、不适都牵动着父母的心。比如孩子出现了过敏、咳嗽、发热等状况，很多家长就会立刻变得焦虑、紧张甚至是手足无措。下意识的反应就是上医院看大夫，真是一刻也不敢耽搁。到医院见了医生，问诊环节是必不可少的，这是诊断疾病的重要依据。可是对于医生而言，儿童问诊是存在一定难度的，为什么呢？古代医学家很早就给出了答案。

明朝著名医家张景岳对问诊特别有研究，他编写的《十问歌》：“一问寒热二问汗，三问头身四问便……”直到现在教材和临床都还在广泛使用。即便这样的高手，也觉得儿科疾病的问诊太难了。以至于，他在《景岳全书》中说：“谚云：‘宁治十男子，不治一妇人；宁治十妇人，不治一小儿。’此谓妇人之病不易治也。小儿之病，古人谓之哑科，以其言语不能通，病情不易测。”显而易见，即便是经验丰富的专业医生，在小儿问诊时也面临着不小的挑战。

那么，对于家长而言，当孩子生病时，究竟应该采取哪些措施呢？首先，家长应保持冷静，避免过度焦虑，切勿盲目求医。其次，为了能更好地掌握孩子的健康状况，家长应学习一些中医育儿知识，这样不仅可以及时察觉孩子的病情，还可以在就医时协助医生更准确地诊断，为治疗提供有力的依据。而在中医育儿知识中，舌诊因其直观性成为了尤为重要的诊断方法之一。

家长可以通过细致观察孩子的舌头，初步判断疾病的性质与程度，进而了解孩子的病情是趋于好转还是恶化。中医调理孩子的身体重点在于预防疾病的发生，而非仅仅治疗已病。通过观察舌象，家长能够获取更多关于孩子身体状况的准确信息，从而采取有针对性的调理措施。这样，孩子的体质会逐渐变得更为强健，生病的概率也会大大降低。即便偶感不适，也能更快地恢复健康。

本书共分为 7 章，用通俗易懂的话语详细讲述了观察舌象的具体方法，为读者辨析了不同的舌质、舌苔所反映的体质及症状。根据小儿身体有恙“十有八九出在脾胃上”的生理特点，重点讲述了孩子脾胃虚弱及小儿易患的积食、腹泻、便秘、厌食等病证，不仅分析其病因，还提供了有针对性的食疗方和步骤详细的推拿按摩手法，图文并茂，操作简单，便于家长可以轻松掌握。

衷心希望家长们能通过本书掌握更多的中医儿科诊疗知识和绿色安全的调理方法，让传统医学为少年儿童的健康贡献更多力量。愿孩子们的身体日益强健，愿每个家庭都充满欢声笑语。

目录

Chapter 3 小儿体质怎么看?

Chapter 4 小儿脾胃虚弱的舌象与调养

Chapter 5 小儿脾胃易患病症的舌象与调养

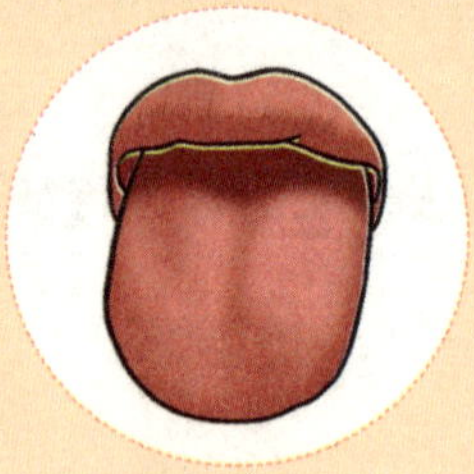

Chapter 1

舌诊的基础知识

中医舌诊的发展

中医舌诊的历史可以追溯到约三千年前的殷商时代。在殷墟出土的甲骨文上曾有“贞疾舌，桒于妣庚”的记载，这是医学史上关于舌的最早文献。中医舌诊的萌芽大约始于西周时代，到了战国时期已经奠定了基础。晋代王叔和的《脉经》卷五“扁鹊阴阳脉法”和“扁鹊诊诸反逆死脉要诀”等篇中，看到了最早的舌诊记录：“澼即脉代，乍至乍不至，大而沉即咳，咳即上气，上气甚则肩息，肩息甚则口舌血出。”“胃脉沉鼓涩，胃外鼓大，心脉小坚急，皆膈偏枯，男子发左，女子发右，不喑舌转者，可治……”

《黄帝内经》中记载着丰富的舌诊内容。其中有关“舌”的内容有 60 多条，精确地论述了舌的解剖、生理、病理，并明确了舌的诊断意义。汉唐时期，张仲景在《伤寒论》和《金匮要略》中丰富了舌诊的内容。他将舌诊分为三类：舌质、舌胎、舌（感）觉。其中“舌胎”是他首创的概念，后来发展为“舌苔”，指舌上的苔垢。他灵活而广泛地运用舌诊来辨病因病机、辨表里、辨脏腑、确定治疗原则等。

宋金时期，舌诊越来越受到医家的重视。朱肱在《活人书》中提到：“背恶寒有两证，三阳合病背恶寒者，口中不仁，口燥舌干也。少阴病背恶寒者，口中和也，以此别之。”前者属于热证，后者属于寒证，通过观察口干舌燥与否来区分热证和寒证。钱乙在《小儿药证直诀》中提出了“弄舌”这一舌态。弄舌主要表示热极动风或正气欲绝的情况。

元代出现了第一部舌诊专著《敖氏伤寒金镜录》，标志着舌诊发展的新阶段。敖氏有十二首舌诀，原书已失传，敖氏的身份也无法查考。现在流传的版本是杜清碧修改本。杜氏在元至正年间刊行了《敖氏伤寒金镜录》，他在敖氏原十二舌的基础上增加了二十四图，共计三十六种病理舌的辨别方法。他补充了三十六种舌头形态，并附有简图，每种病理舌头都记载了其所对应的证候，并介绍了这些证候的治疗方法和方药，或者辨别类似证候的轻重缓急、寒热虚实。这本书不仅能够判断伤寒外感病的传变，对于杂症和内伤病的虚实也可以进行类推。由于内容详实，图文并茂，对后世产生了较大的影响。

明清以后，舌诊学得到了广泛的应用和全面的发展。尤其是清代“温热学说”的兴起，对舌诊的重视和研究远远超过了脉学。舌诊论著层出不穷，甚至有些人更加“轻脉重舌”。如薛生白所说：

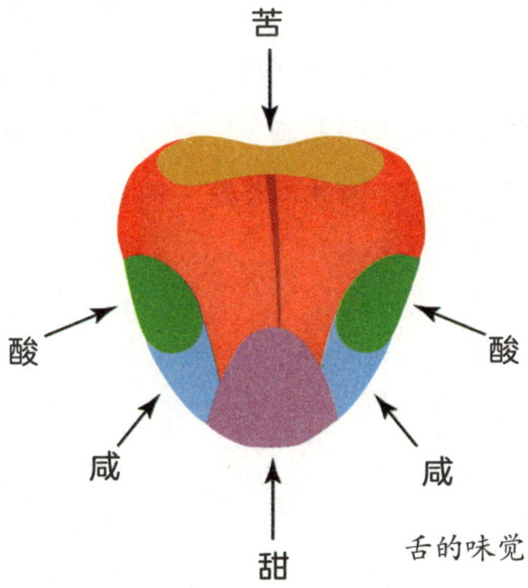

舌的味觉分布

“湿热之症，脉无定体，或洪或缓，或伏或细。各陡证见，不拘一格，故难以一定之脉，拘定后人眼目也。”从中可以看出对舌诊的重视程度。这一时期主要的舌诊著作有，明末申斗垣的《伤寒观舌心法》，这本书在《敖氏伤寒金镜录》的基础上发展为一百三十七种舌头形态，集明代以前舌诊之大成。

清初张诞先著《伤寒舌鉴》，在《伤寒观舌心法》的基础上增损为一百二十图，分为白、黑、黄、灰、红、紫、霉酱、蓝等八类，每类除总论外，还有各种图形的说明，以舌头辨证为主，简明扼要。后来傅松元又在《敖氏伤寒金镜录》《伤寒观舌心法》《伤寒舌鉴》以及叶天士观舌法的基础上总结了伤寒、湿病、杂病等各种验舌方法，编著了《舌胎统志》。

在清末至民国时期，受到中西医汇通思想的影响，涌现了一批关于中西医汇通舌诊的专著，如《察舌辨证新法》《国医舌诊学》等。这一时期的舌诊著作具有与西医学相结合的特点，以舌的解剖学为基础，对舌诊的原理提出了新的见解。其中最具代表性的著作是曹炳章的《彩图·辨舌指南》。曹炳章认为，中医学与西医学的差异在于“西医重形迹，中医重气化”。舌诊能够同时采纳西医所重视的身体结构观察知识（即形迹），以及中医所重视的身体功能状态观察知识（即气化）。因此，在这一时期，舌诊成为了中西医汇通的最适对象。

舌与人体脏腑的关系

五脏六腑是人体内脏器官的统称，其中的“五脏”是指心、肝、脾、肺、肾，“六腑”是指胃、大肠、小肠、三焦、膀胱、胆。舌通过经络的循行与五脏六腑有着密切的联系，因而具有辨别五味、调节声音、搅拌食物、协助吞咽的功能。

1. 舌与心的关系

《灵枢·脉度》中记载：“心气通于舌，心和则舌能知五味矣。”舌象可反映心的功能状态，而心为五脏六腑之大主，主宰全

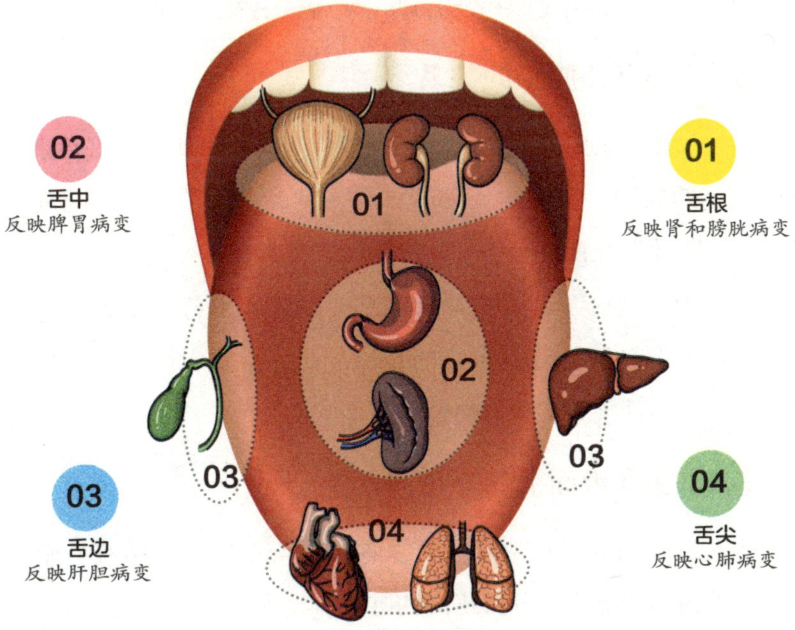

身脏腑气血的状态，故心的功能状态反映了全身脏腑气血的功能状态，脏腑气血的病变往往通过心而反映于舌，所以有“舌为心之苗窍”的说法。

2. 舌与脾（胃）的关系

舌体在结构和功能上都与脾胃关系密切。脾为后天之本，气血生化之源，对各脏腑组织器官均起着温养、濡润的作用，故舌象不单反映了脾胃的功能状态，更代表了全身气血津液的盛衰。至于舌苔，是由胃气上蒸所生。周学海《形色外诊简摩》：“苔，乃胃气之所蒸熏，五脏皆禀气于胃，故可借以诊五脏之寒热虚实也。”

3. 舌与肾（膀胱）的关系

肾为先天之本，五脏六腑之精都要归藏于肾，中医中的肾，是对内分泌系统和生殖系统及部分骨骼系统等形态与功能的概括。肾脏的功能主要体现在泌尿系统，以及牙齿、毛发、骨骼等方面。

4. 舌与肝（胆）的关系

肝是人体的重要器官之一，可调节周身气、胆汁的分泌与排泄、肌肉关节的屈伸、情绪的变动等。自主神经的调节、大脑及周围神经系统、眼睛以及视神经等都与肝胆的功能相关。

舌边为肝胆区，若舌边局部高凸，两侧不对称，多是肝胆有占位疾病，如肝囊肿。若是舌边的高凸起伏，就像台阶一样，称为台阶样变，这种舌象大多伴有慢性胆囊炎症。

5. 脏腑在舌面上的分布

前人在长期的医疗实践中，认识到舌与脏腑、经络有着密切的联系，舌的不同部位也分属不同的脏腑。

最常用的是五脏划分法。《笔花医镜》：“舌尖主心，舌中主脾胃，舌边属肝胆，舌根主肾。”也就是说，舌尖主上焦（心、肺），舌中应中焦（脾、胃），舌之两侧候肝、胆，舌根应下焦（肾、膀胱）。

舌与气血津液、经络的关系

气血津液是人体生命活动的物质基础。舌为血脉丰富的肌性组织，有赖气血的濡养和津液的滋润。舌体的形质和舌色与气血的盈亏和运行状态有关，舌苔和舌体的润燥与津液的多少有关。

舌下肉阜舌系带两侧有唾液腺腺体的开口，左侧为“金津”，右侧为“玉液”，是胃津、肾液上潮的孔道。中医认为，唾为肾液，涎为脾液，都是津液的一部分，其生成、输布离不开脏腑功能，尤其与肾、脾胃等脏腑密切相关，所以通过观察舌体的润燥，可以判断体内津液的盈亏及邪热的轻重。比如舌面较为湿润，则代表体内有水湿滞留，而舌面较为干燥，说明全身的津液在减少。

经络包括经脉和络脉两部分。经脉是经络系统中纵行的主干，以十二经脉为主。经络，是运行全身气血，联络脏腑肢节，沟通表里上下内外，调节体内各部分功能活动的通路。

舌与人体的内在联系就是通过经络的循行来实现的。在《黄帝内经·灵枢》中详细记载舌与经络的关系。指出经络通过连及舌本，挟舌本，或在经脉循行中虽未系舌本，但有关舌病者亦属其经脉所主等形式。比如足太阴脾经连于舌本并散舌下，详细记载了当外邪侵犯本经后，可出现循经病变，出现舌根强硬，食后呕吐等症状。又如足厥阴肝经之向上沿喉咙后方。人鼻咽部，向上连接目系，上出前额部，于头顶交汇督脉，外部侵犯本经，引起循经和全身症状，多以瘀证，实证为主。还有任脉起于中极穴下方的会阴穴，向上行经关元穴达咽喉，上结于舌本，出循面部而络于目。

正如清代傅耐寒在《舌胎统志》序中论述："盖舌为五脏六腑之总使，如心之开窍为舌，胃咽上接于舌，脾脉挟舌本，心脉系于舌根，脾络系于舌旁，肾肝之络脉，亦上系于舌本。夫心为神明之府，五脏之主；胃为水谷之海，六府之源；脾主中州，四脏赖心灌溉。是以脏腑有病，必变见于舌上也，故舌辨脏腑之虚实寒热，犹气口之辨表里阴阳。"

综上所述，舌的结构、功能与脏腑、气血、津液、经络都有着密切的联系，凡人体脏腑的虚实、气血的盛衰、津液的盈亏、病情的顺逆，都可以从舌象变化上反映出来，这也是倡导家长学习儿童舌诊的原因所在。

舌头的组织结构

舌是以骨骼肌为基础，表面覆以黏膜，具有搅拌食物、协助吞咽、感受味觉和辅助发音等功能的肌性器官。

1. 舌的形态

在解剖形态上，舌可分为上、下两面，上面又叫舌背，舌背上有一向前开放的“V”型沟叫界沟，将舌分为前2/3的舌体和后1/3的舌根。舌体的前端叫舌尖，舌根对向口咽部。舌下面较舌背短，黏膜光滑而松软，与口底黏膜相续。

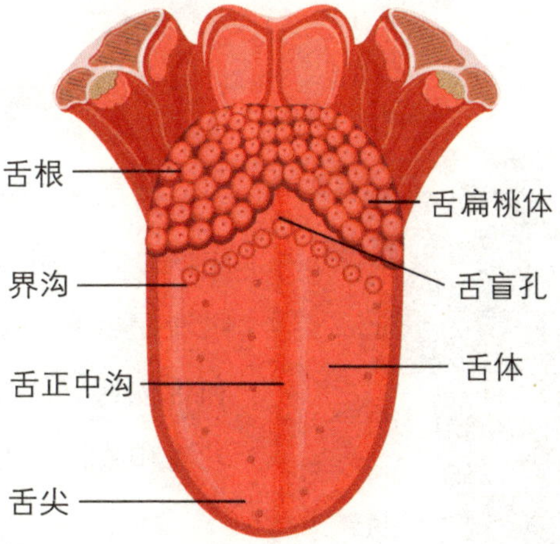

舌的形态结构

舌乳头

在舌体背侧黏膜上有密集的小突起叫舌乳头，根据其形态可将舌乳头分为 4 类。

丝状乳头

丝状乳头细而长，呈白色丝绒状，多分布于舌前 2/3，由于其浅层上皮细胞不断角化脱落，并和食物残渣共同附着在舌黏膜的表面形成舌苔。健康人舌苔很淡薄，在中医中看到的薄白苔多属于正常舌象。

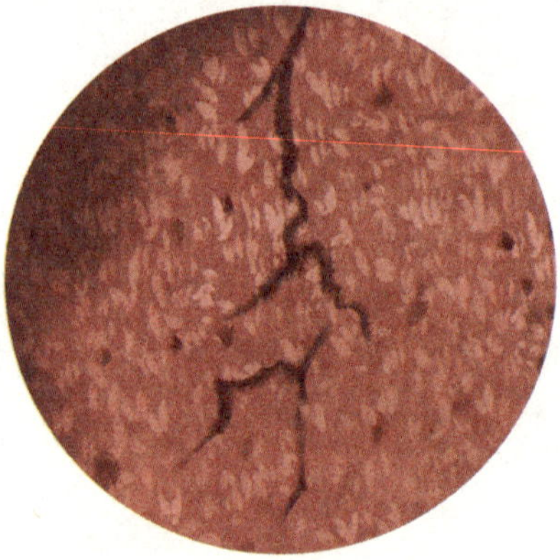

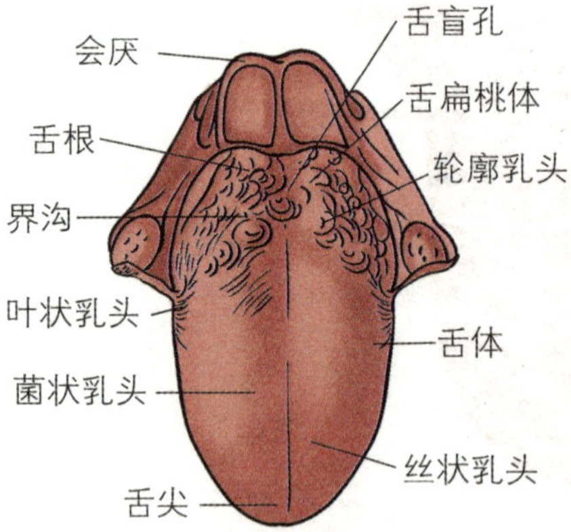

菌状乳头

菌状乳头散在于丝状乳头之间，顶端稍膨大而钝圆，肉眼看呈红色点状，多见于舌尖和舌侧缘，正常人的舌上丝状乳头和菌状乳头多均匀分布。

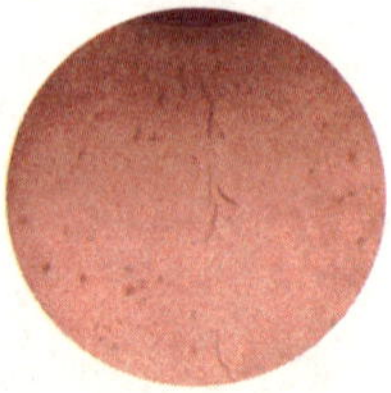

叶状乳头

叶状乳头位于舌侧缘后部，多见于小儿，每侧为 4 ~ 8 条并列的叶片形黏膜皱襞。

轮廓乳头

轮廓乳头最大，有 7 ~ 11 个，排列在界沟的前方，乳头顶端特别膨大，呈圆盘状，周围有环状沟环绕。轮廓乳头、菌状乳头、叶状乳头，以及软腭、会厌等处的黏膜上皮中有味觉感受器——味蕾。

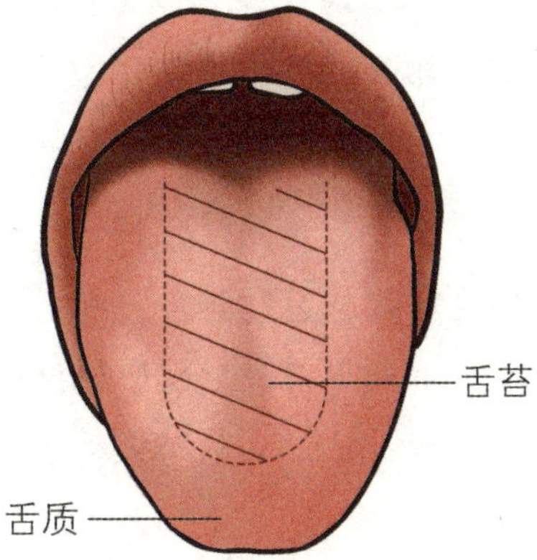

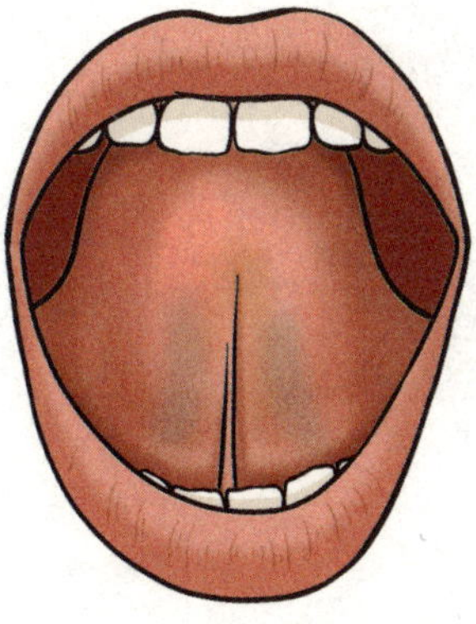

2. 舌系带

除了舌乳头，在舌根部的黏膜内还含有大量淋巴组织，使黏膜表面形成许多隆起，叫舌扁桃体。黏膜平滑，移行到舌下区，正中黏膜皱为舌系带。

舌系带两侧各有一条黏膜皱襞，名为伞襞，向前内方行至舌尖。左右伞襞与舌系带间的三角区内，有舌神经及舌深动、静脉穿行。它们近舌腹部黏膜，以舌静脉最浅，清晰可见。舌系带根部的两侧各有一黏膜隆起，称为舌下肉阜，为下颌下腺导管及舌下腺大管的共同开口。舌下肉阜两侧各有一条向后外斜行的舌下襞，为舌下腺小管的开口部位。

3. 舌神经

舌部的神经主要包含以下三种类型：第一种为舌部的感觉神经，这一部分被进一步划分为两个子类。其中，负责舌前部三分之二的一般感觉和触觉的是三叉神经的第三支下颌神经的分支；而负责舌后部三分之一的味觉和一般感觉的则是舌咽神经和迷走神经。第二种为舌部的运动神经，即舌下神经，其主要功能是支配舌部的运动。第三种为舌部的味觉神经，这是面神经的鼓索分支，其职责是负责舌后部三分之一的味觉和一般感觉。

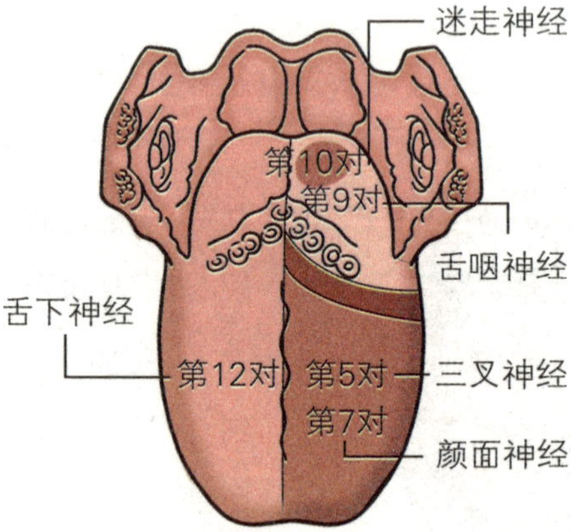

4. 舌的血管

舌的血管主要是舌动脉和舌静脉。舌动脉是由颈动脉分支而来，它分为舌背支、舌骨支、舌下动脉和舌深动脉，是舌的营养供应来源，也是舌象诊断中舌色变化的主体。舌的血流量，血的黏稠度，舌乳头的血管分支增加、痉挛曲张，舌乳头的充血程度、瘀血、出血等都与舌动脉有关。

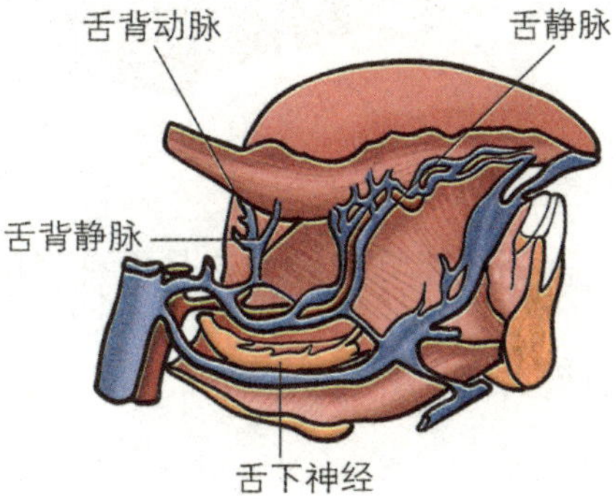

伴随舌动脉的分布，有相应的静脉。比如舌下静脉是指人体舌底下的静脉，左右两边各有一条。在正常情况下，舌下静脉隐约于舌下，直径不超过 2.5 毫米，长度不超过舌尖至舌下肉阜连线的五分之三。颜色暗红，脉络无怒张、紧束、弯曲和增生，排列有序。舌下静脉绝大多数为单支，极少出现双支。若出现舌下静脉曲张、怒张或颜色紫黑，就需要警惕了。

5. 舌的肌肉

在肌肉的分布上，舌的肌肉可分为两类。舌内肌的起、止都在舌内，由上下垂直、前后纵行和左右横行等不同方向的肌纤维束组成，且互相交错，收缩时可改变舌的形状；舌外肌是指起于舌外、止于舌的肌肉，包括：

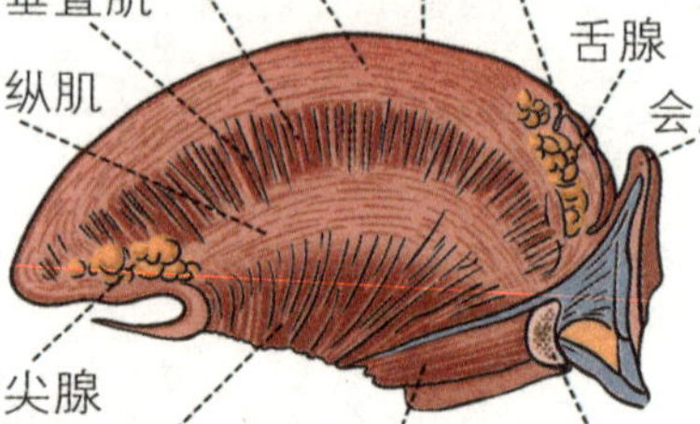

颏舌肌，起于下颌骨体内面中点的两侧，肌纤维呈扇形向舌内放散，两侧舌肌同时收缩，使舌伸出，该肌一侧收缩，舌伸出时舌尖偏向对侧。

舌骨舌肌，起于舌骨，收缩时牵舌向后下外侧。

茎突舌肌，起于颞骨茎突，可牵舌向后上方。舌内、外肌共同协调活动，使舌能向各方灵活运动。

Chapter 2

家长要学会的舌诊技巧

给孩子看舌象，看的是什么？

中医有云："小儿病于内，必形于外，外者内之著也。"意思是说，小儿身体内部的病变势必反应到外在的器官上，而舌象的变化在小儿诊病过程中是非常客观真实的。舌头就像反映孩子身体健康状况的"晴雨表"，家长想要了解孩子的健康状况、观察孩子的舌象，一般应该着眼于显而易见的异常特征，并进行细致全面地观察，紧密结合孩子全身症状进行分析。当舌象与其他临床症状相一致时，说明孩子的病症单纯；当舌象特征与病症不一致时，说明其形成病症的原因较为复杂，需综合分析后进行判断，不好把握应及时就医。家长在观察孩子的舌象时，从中医角度来说，应着重在"舌质"与"舌苔"上。

（1）舌质：观察舌体的质地、颜色、形态及动态的变化，比如淡白舌、胖大舌、齿痕舌。舌质不同部位的不同变化能够反映出气血的盛衰及人体脏腑的虚实情况。

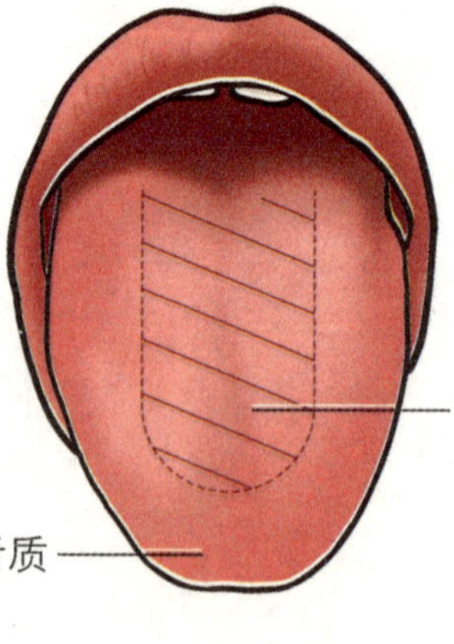

（2）舌苔：观察舌苔的颜色与质地，如黄苔、腐苔、

腻苔、厚苔等。舌苔主要反应肠胃的变化。

健康孩子的舌象是什么样的?

健康儿童的舌象应具备以下特征：舌体大小适中，柔软且富有生机，活动灵活；舌色呈现淡红色，鲜明可见；舌苔均匀薄白，干湿程度适中；伸缩自如，可以描述为“淡红舌、薄白苔”。从中医的角度来看，“淡红舌、薄白苔”是人体脏腑功能正常，气血津液充盈、胃气旺盛，阴阳调和的表现。

还需要注意的是，正常孩子的“舌正中沟”不太明显，舌根部的舌苔稍微增厚。这种舌象表明各系统功能处于非常协调的生理状态。此外，正常人的舌象通常会随着时间、季节及内外环境的变化而发生一些微小的变化。例如，在夏季，舌苔可能会稍显厚重，或者呈现薄白而淡黄的颜色；而在秋季，舌苔可能会变得薄白且稍微干燥。清晨刚起床时，舌色可能会略显暗淡，根部的舌苔也可能微厚且油腻；而在进食后，舌苔会变薄，而在进食热汤或辛辣食物之后，舌色可能会变红。这些微小的变化都是正常的生理现象，家长不需要过多担心。

家长如何给孩子看舌象?

孩子活泼好动，尤其是小婴儿，想要仔细看看舌头可不容易，同时还要注意，孩子伸舌头的时间不能太久，否则容易导致血管变形而色泽改变。因此，家长需要明确，看舌是一件“测试反应”的事，要敏捷迅速，第一次观察不太清楚，可以隔4～6分钟后再看舌。

下面是医生们在临床中总结的看舌象5个要点，以作参照。

1. 看舌的光线

家长最好在白天给孩子看舌，光线以自然柔和为主。因为随着光的强弱变化，舌体的颜色会有差距。举个例子，国家已经明令禁止肉类商铺使用生鲜灯，其主要原因是此灯的光线让肉类看起来更加新鲜、有卖相，而其本色未必是那样诱人的。

2. 看舌的姿势

给孩子看舌时，最好让孩子采取坐位或是仰卧位，伸舌需自然、放松，消除孩子的紧张感，舌面舒展平坦，舌尖略微向下，尽量让孩子使舌头充分暴露出来。切记，时间不能太长。

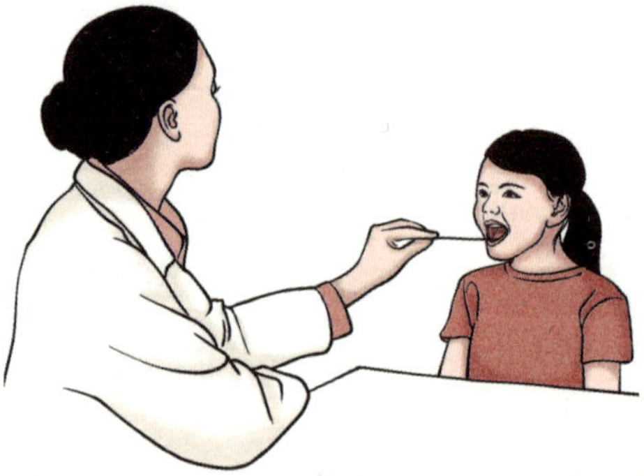

3. 看舌的时间选择

把握看舌的时间与注意光线是一样的道理。孩子宜在空腹、静卧、不紧张的状态下，舌诊结果相对准确。建议选择在早晨吃早餐之前。此时的机体处于安静状态，阴阳协调，气血均匀调和。舌头没有受到咀嚼进食的影响，其状态未发生变化。在这个时候舌诊，能较为真实的反映出孩子的机体生理、病理方面的变化。

4. 看舌的顺序

先看舌质，后看舌苔。

先看舌质，看舌质的顺序为“先看舌尖再看舌中”然后是“从舌边到舌根”。看舌质主要看舌的色泽、斑点、胖瘦、老嫩、灵活度等，归纳为舌质的“神、色、形、态”。

后看舌苔，就是观察舌苔的有无、燥润、薄厚、色泽、腐腻等情况。

5. 刮舌验苔法

舌苔是舌体上附着的一层苔状物，观察舌苔需要从苔质和苔色两个方面进行。通过观察舌苔，可以分析病邪的性质、病位的深浅以及邪正的消长情况。

为了鉴别舌苔是否有根及是否属于染苔，可以采用刮舌或揩舌法。刮舌验苔法是一种常用的方法，通过刮除舌苔后观察舌体的状态来判断。如果刮之不脱或刮而留污质，说明体内有实邪存在；而刮之易去，舌体明净光滑，则多属于虚证。

哪些情况不适合看舌象？

家长在给孩子进行舌象观察时，需要掌握一些技巧和方法，以确保判断的准确性，避免出现偏差。尤其是舌诊的结果容易受到一些因素的影响，因此在某些情况下不宜进行舌象观察，以免影响判断。

1. 吃了有颜色的食物不适合看舌象

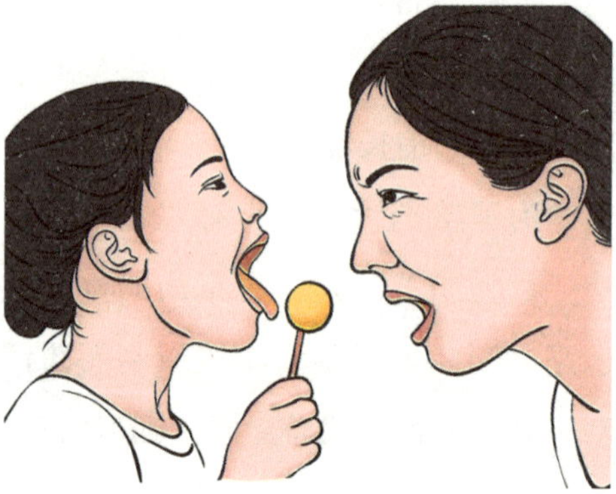

首先，如果孩子吃了有颜色的食物，不宜进行舌象观察。饮食对舌苔的形态和颜色有明显的影响。某些食物或药物会导致舌苔染色，这种现象被称为“染苔”。例如，饮用生乳制品会使舌头上附着一层白色的苔状物；食用富含脂肪的食品，如花生，会在很短的时间内使舌面附着黄白色的渣滓，给人一种腐腻的感觉。此外，饮用酸梅汤、咖啡、茶、葡萄汁、酒、橄榄汁或含铁的补品等会使舌苔呈现黑褐色或茶褐色；食用蛋黄、橘子以及有色糖果等会使舌苔呈现黄色。

2. 不要在饭后半小时内看舌象

除了食物的影响外，进食时的摩擦或刮舌习惯也会导致舌苔变薄。过冷或过热的饮食以及刺激性食物常常会改变舌色。这些变化都是由于饮食对口腔内环境的影响所导致的。因此，家长在给孩子选择食物和饮料时，应注意它们对孩子舌苔的影响，并督促孩子保持良好的口腔卫生习惯。

3. 服用某些药物后不宜看舌象

服用黄连粉、核黄素等药物，舌苔呈黄色；长期使用大量镇静剂使苔厚腻；长期服用某些抗生素会使苔黑腻或霉腐。舌色变化与每个孩子的体质不同有关，有的孩子会有这种情况，有的孩子则没有，但是也要注意这种情况的发生，以免影响判断。

4. 不要在有色灯光下看舌象

光线对舌象色泽的影响很大，在屋里开着有色灯或打着冷光灯进行舌象观察，与实际情况存在偏差。要选择充足并自然的光线，避免面对有色门窗或墙壁等反光太强的物体。晚上或在暗处时，要用日光灯，必要时，白天再复查一次。

怎样看舌质？

看舌象的顺序，即先看舌质，后看舌苔。看舌质的顺序是“先看舌尖再看舌中”然后是“从舌边到舌根”。看舌质主要看舌的色泽、斑点、胖瘦、老嫩、灵活度等，归纳为舌质的“神、色、形、态”。后看舌苔，就是观察舌苔的有无、燥润、薄厚、色泽、腐腻等情况。

为了让家长更易理解舌象，下面将望舌质的方法进行细分，采取“5 步走”的方式呈现出来，并对具体的舌象及相对应的调理方法加以说明，力求全面减少误导。

第 1 步：先看舌质之舌神。

所谓“舌神”，是指舌的神气，是根据舌质的枯荣与灵动情况来区分的。

有神谓之荣舌：舌质淡红，看起来滋润鲜明，柔软灵活，大小适中，舌苔薄白而润。舌之“神”存，表面脏腑津液气血充足，胃气旺盛。

无神谓之枯舌：舌质黯滞，干枯死板，津液枯竭，且舌体运动困难，不灵动。无神之舌表示脏腑气血阴阳衰败，这是不正常舌象。

注意：在临床上，凡是舌色红活滋润，不管出现何种苔色，大多数都是属病症较轻，预后良好；若是舌无血色、暗淡干枯，不管是有没有舌苔，神气全无者，病症一般较重，需特别注意。

所以舌是否有“神”，直接反映了气血、脏腑、津液的盛衰，也代表着疾病预后的轻重。除此之外，是否有胃气，也是评判舌象是否有“神”的重要依据，所谓胃气就是源源不断的具有滋养作用的生气，这个气源自于脾胃。

第 2 步：看舌质之舌色。

第 1 步的看舌神是总体的“象”上着眼观察，从第 2 步以后，就进行了细节区分。第 2 步看舌色，正常人的舌颜色一般为淡红，这表示气血调和、心气充足、胃气旺盛。如果舌色为红色、白色、青色、紫色等颜色，都属于病色，可以依据舌头所呈现的不同颜色来判断身体状况，如阴阳盛衰、气血寒热等情况都可以此判断。

1. 红舌、绛舌

舌象特征： 舌质偏红，比正常淡红色深一些，有的孩子为呈鲜红色，颜色鲜红的被称为“红舌”，深红色发暗为“绛舌”。

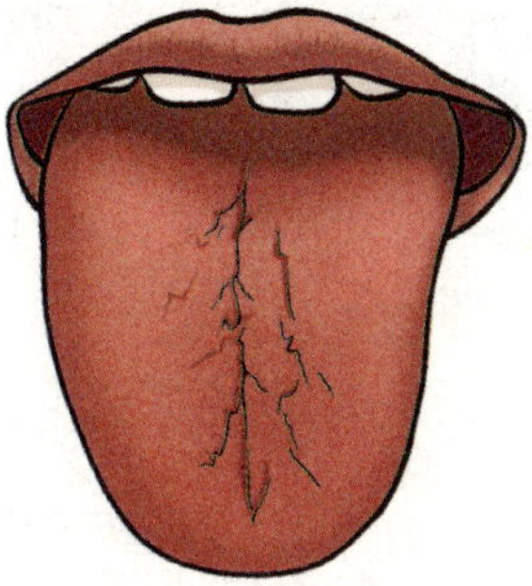

舌象诊断： 红舌、绛舌代表孩子身体有热，需要家长注意的是，红色愈深，热势愈盛。绛舌代表病情加重，需送医诊治。

“热”亦有虚实之分，虚热一般见于高热后、结核病、性早熟等，其外症表现为口渴、盗汗、潮热等。实热一般多见于感染发热的孩子，如肺炎、上呼吸道感染、手足口病等，其外症表现为口干舌燥、咽喉痛、大便干燥等。

调理建议： 若出现这些症状，建议家长给孩子吃一些清热生津、化痰去火的食物，比如白萝卜、梨、绿豆、冬瓜等，常见烹调方法为熬汤，汤水与食材一同食用。家长需要注意的是，无论虚热还是湿热，都应避免孩子摄入过多辛辣、油腻的食物。

2. 淡白舌

舌象特征： 假若孩子的舌质颜色比正常舌色淡，红少白多，谓之淡白舌，甚者全无血色称为“枯白舌”。

舌象诊断： 此舌象表现孩子气血两虚，因气血不足，无法承荣于舌所致。一般有这样舌象的儿童常患为缺铁性贫血、营养不良、巨幼红细胞贫血等。由于先天禀赋不足、饮食不济、消化吸收功能性障碍及某些疾病均会形成淡白舌。若是观察到了全无血色的“枯白舌”的舌象，应及时就医，以免影响生长发育。

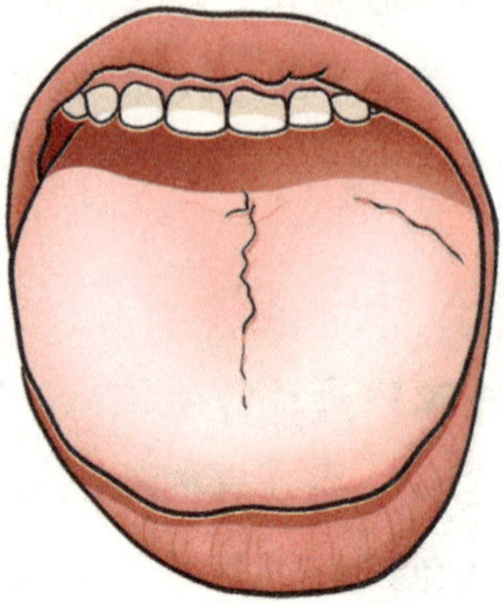

调理建议：家长应结合孩子的面色、指甲、发质等情况进行综合判断，及时给孩子补充铁剂或维生素，预防贫血；在饮食上应多让孩子吃木耳、猪肝、大枣、菠菜、牛肉等补充气血的食物；注意孩子的饮食习惯，纠正偏食、厌食等不良习惯。

3. 舌尖红

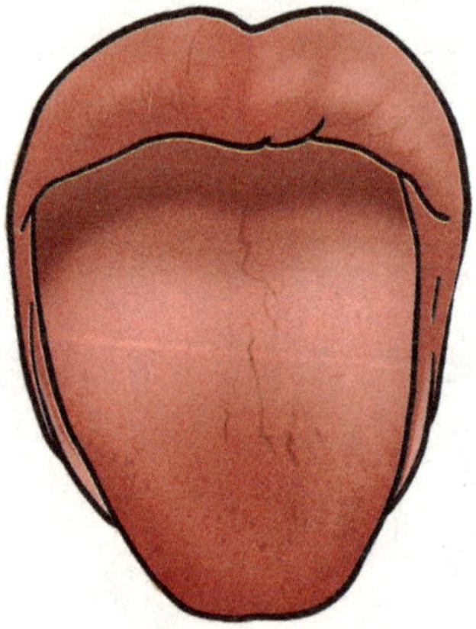

舌象特征：孩子只是单纯舌尖略红，颜色与形态并不突出，除舌尖外舌的其他部分仍为淡红而滋润。

舌象诊断：根据五脏划分法，舌尖主心肺，就是反应心和肺方面的状况，舌尖红多为心火旺或肺热盛。如果孩子出现了小便短赤，睡眠不安，并伴有呼吸急促或痰咳，表明症状较重，若未出现此等症状，表示症状较轻。还需注意，孩子因溃疡也会导致舌尖红，需询问孩子感受并细心区分。

调理建议：症候轻的孩子应及时补充水分，或是饮用清热去火的代茶饮。需要注意的是，针对舌尖出现溃疡的孩子，表明火气旺盛，应服用清热解毒的药物。

4. 青紫舌

舌象特征：孩子的舌色为淡青紫、紫红、绛紫，或瘀斑、瘀点等。

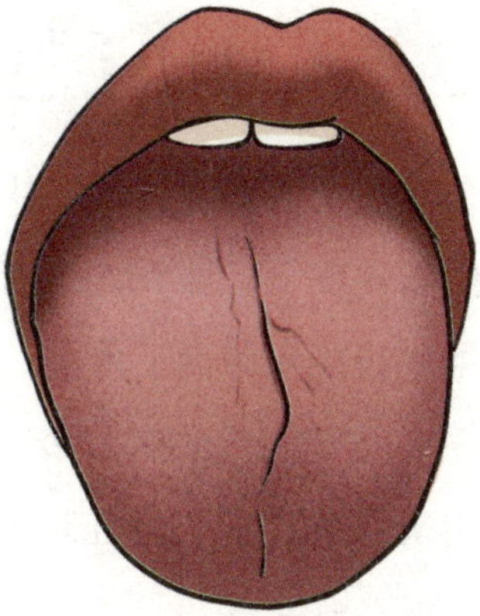

舌象诊断：孩子出现青紫舌最为常见的原因为先天性心脏病，不仅舌色青紫，全身也会显露青紫色，部分孩子会伴随胸闷、气喘、呼吸困难等症状。还有一种情况，当孩子的舌色发紫，代表有肺部疾病，其症状为发热、咳嗽、呼吸困难、憋喘等。

调理建议：对于患有先天性心脏病的孩子，家长应做好家庭防护，避免孩子进行剧烈运动，室内温度不宜过高。当孩子因受刺激而大哭大闹时易加重病症，需谨慎对待。

第 3 步：看舌质之舌形。

看舌神是综合判断，看舌形则是具体分析。正常舌形为大小适中，滋润鲜明，当机体发生病变，舌形就会出现异常，比如出现胖大舌、瘦小舌、苍老舌、娇嫩舌等，舌头上有裂纹、红点、芒刺、齿痕等。苍老舌为成人的舌象，孩子发生的概率极低，在此不作介绍。另外，这里讲的舌象都是病理舌象，针对排除遗传因素（如唐氏儿的舌形短而肥大）造成的异常舌象不作介绍。

1. 胖大舌

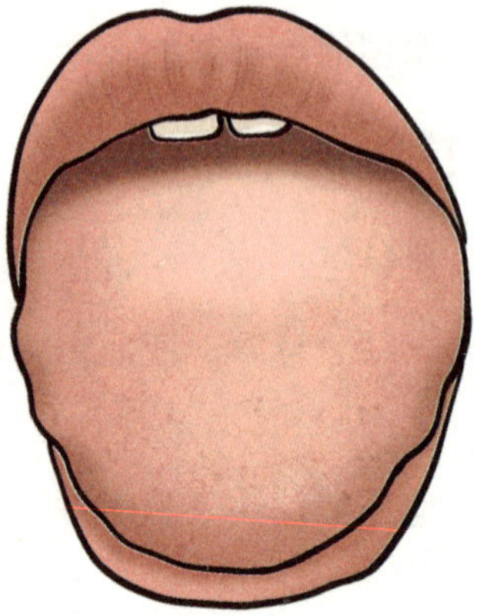

舌象特征：舌形明显变大，肥厚或有齿痕，伸舌时舌体满口。

舌象诊断：从中医的角度来看，胖舌多为体内水液停滞。若孩子舌形为淡嫩胖大，多为脾肾阳虚，湿热痰饮上溢导致。从现代医学的角度上，胖大舌是因舌乳头细胞组织水肿而形成的。临床上，小儿胖大舌的病因多为肾病综合征或急性肾炎。除此之外，长期患有肝脏疾病、慢性腹泻、结核病等慢性消耗性疾病的孩子也容易出现胖大舌形。

调理建议：从中医角度看，水液停滞需利水祛湿，可以给孩子吃利水消肿的食物，如赤小豆、薏苡仁、荷叶等。患有肾炎的孩子在饮食上需注意减少盐分的摄入，少食多餐，多补充蛋类、乳制品、豆制品等富含蛋白质的食物。

2. 娇嫩舌

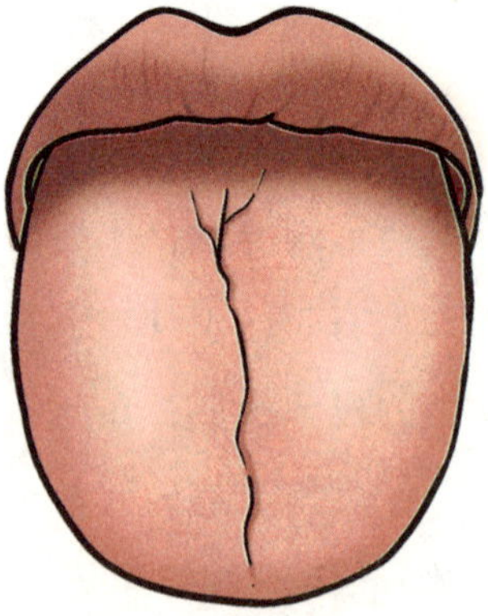

舌象特征：舌质纹理细腻，舌形浮胖娇嫩，舌色浅淡，湿润。

舌象诊断：娇嫩舌是体质虚弱的一种表现，可分为阳虚和气虚两种。气虚是由于体内气血亏虚，不充形体。阳虚为虚生内寒，水湿不化，以致舌体浮胖娇嫩。所以娇嫩舌一般主虚寒证。或者常见于慢性病的后期，也常见于大病未愈的孩子。因长期营养不良、发热、出汗导致身体失去大量的蛋白质、维生素、微量元素等营养物质而不能及时得到补充。

调理建议：娇嫩舌多为体质虚弱引起，所以在调理上，可以从补气、补阳上着手。尤其是久病者容易营养不良，可以多吃一些健脾胃、易消化的食物，如大枣、牛肉、山药等，以增补元气，提升免疫力。

3. 瘦薄舌

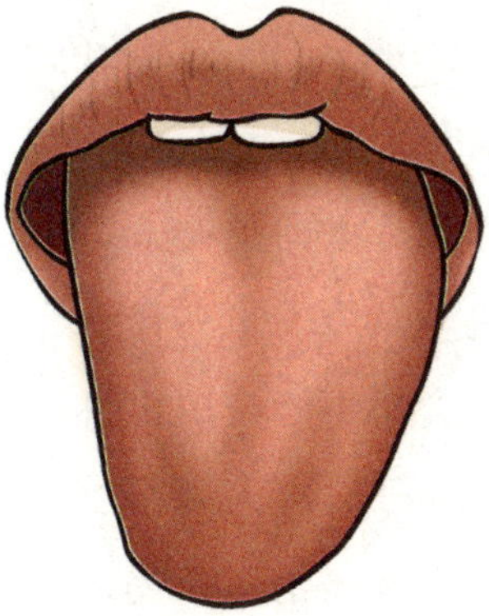

舌象特征：舌淡白瘦薄，舌尖光莹，苔薄白而干。

舌象诊断：从中医的角度看，瘦薄舌一般多为气虚形成的，从现代医学角度来看，人体组织营养不足而导致舌黏膜和舌肌生长不良、萎缩。此舌象多见于体虚、慢性消耗性疾病，如慢性萎缩性胃炎、长期胃功能紊乱等。如果舌不仅瘦薄，还伴有齿痕，多为久病气血两虚，如贫血、代谢障碍等。

调理建议：在儿童膳食营养的安排上，家长需注意食物来源多样化，保持营养均衡。尤其应让孩子多补充富含维生素、蛋白质的食物。如果孩子有偏食、挑食的问题，可以多吃一些大枣、山药等食物，最好是煮粥时一同放入，不仅能增强食欲还比较容易消化。

4. 瘦红舌

舌象特征：舌形瘦长、舌尖瘦小、舌色红绛或有苔焦黄厚垢，燥裂成块，余光剥。

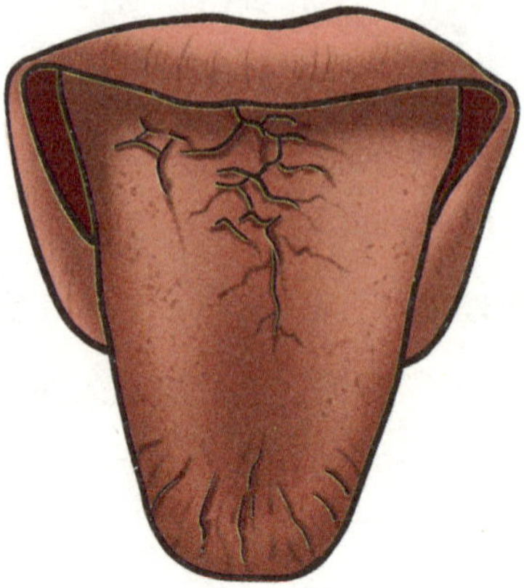

舌象诊断：瘦红舌多为气阴两虚或阴虚火旺。对于儿童而言，常见于后者的阴虚火旺。热邪入体，内热久消不退，热导致血流速度加快，导致舌色鲜红；有部分孩子的瘦红舌是由于慢性消耗性疾病导致体内营养消耗过度导致的，这种情况可以从孩子的面色和精神上进行区分。

调理建议：针对阴虚火旺，滋阴降火是第一位的，可以让孩子吃一些润燥降火的食物，如银耳、麦冬、百合、雪梨等，生活中多补充蛋白质及维生素，有助于恢复。针对气阴两虚的情况，会导致吃进去的食物不能被运化吸收，身体自然会对食物没有兴趣，表现出来就是孩子胃口差、不爱吃饭。对于气阴两虚的孩子，家长可以炖山药太子参汤给孩子喝，太子参可以补气生津、山药可以养脾阴。阴虚的孩子一定要少吃油炸食物，特别是炸鸡腿及薯片一类燥热的食物，容易伤阴，加重阴虚。

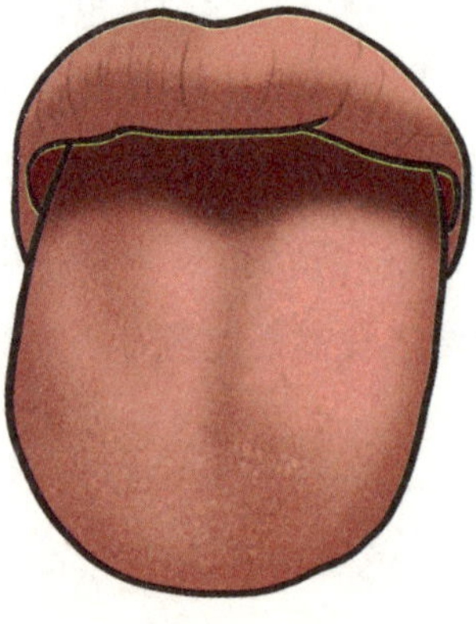

5. 点刺舌（草莓舌）

舌象特征：点刺舌其实是两种，有红点舌和芒刺舌的区分，但由于点刺舌常常一起出现，故称为点刺舌。

舌面上有很多鼓起于舌面的红色、白色或黑色星点，是由于蕈状乳头体积增大，数目增多，乳头内充血水肿所引起。大的称为“星”，小的称为“点”。色红的，称为“红点舌”；类似于草莓状的，称为“草莓舌”；色白的，称为“白点舌”；黑色较少见。所谓的刺，是指舌面上的软刺及其颗粒，其形如同芒刺，摸之棘手，故被称为“芒刺舌”。

舌象诊断：点与刺极为相似，时常一同出现，多见于舌边、舌尖部。常为邪热亢盛，充斥舌络所引起。一般点刺愈多，其邪热愈甚。点较为轻，刺较为重。舌生点刺兼有舌苔出现者，提示实热内结；舌生点刺少苔、无苔者，是热盛气阴大伤。

孩子出现草莓舌，意味着体内有火、有积热。最多见的就是湿滞化热。孩子体内有积、有湿，往往是厚腻苔；没有及时消解，积郁化热，舌苔就会变黄。此时已不是轻微的上火有热，菌状乳头发红突起，已经是体内很热了。所以一旦出现“草莓舌”，很可能孩子马上会出现高烧。需要注意，若孩子仅出现“草莓舌”，且全身并无其他不适，亦非因上火引发，此情况可能是由于体内锌元素不足所导致。

调理建议：除特殊情况外，孩子出现草莓舌时，由于常伴随发热、咽喉肿痛、烦躁、睡觉不安稳、便秘等一系列热象，因此在应对草莓舌时，家长在食疗选择上应该采取辛凉解表、滋阴护胃的方法。当孩子出现白色草莓舌时，调理上以健脾胃、祛湿热为主。

6. 齿痕舌（牙印舌）

舌象特征：舌体比较肥胖、舌苔比较白，在舌体的两边会明显有牙齿印，这就是齿痕舌，也称牙印舌。即使出现齿痕舌孩子的舌体也非常娇嫩。也有先天的齿痕舌，并非是病理舌。

舌象诊断：舌边齿痕很深，说明脾虚了，体内湿气重，导致体内水液变多，从而导致身体各器官肿胀（包括舌头）。舌头一肿胀，压到牙齿上，长期压着就会留下痕迹，形成了齿痕舌。

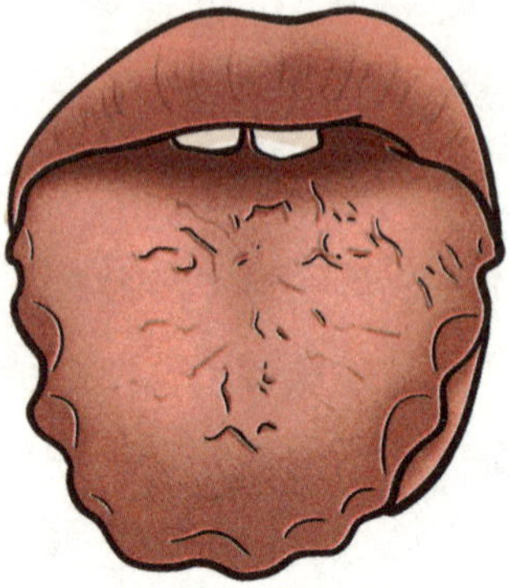

有齿痕而舌色淡红，多是气虚或是脾虚的表现；如果舌肿大而舌色红，边有齿痕，多为湿热痰浊壅滞所致。孩子的脾胃差，很容易积滞，又没有及时消食导滞，很容易恶性循环，时间久了就会导致阳气受损、虚寒突出。

调理建议：脾虚运化不好，尽量不要吃太饱，进食过量会加重脾胃负担，同时要少吃冷饮，避免刺激。齿痕舌的孩子一定要及时健脾益气、健脾补虚。平时要注意多吃一些温补的食材，多吃一些补肾益气的食物，如山药、芡实、红豆等，少吃油腻的食物。

7. 裂纹舌

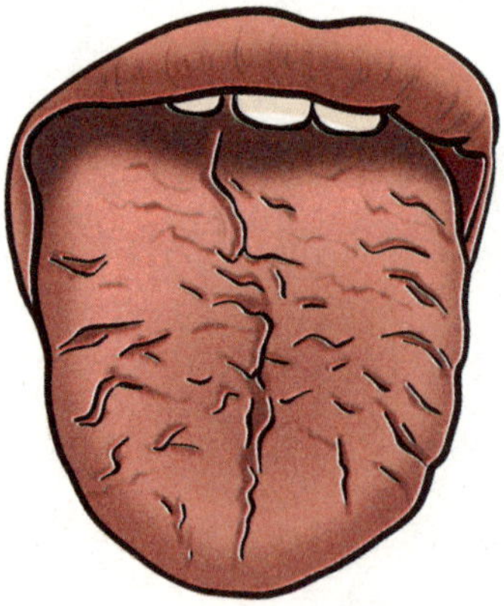

舌象特征：舌裂，别名裂痕舌。指舌背表面出现纵横交叉的裂沟，裂沟的形态多样，有的像叶脉，有的像脑纹。

舌象诊断：裂纹舌主要是阴液、气虚两虚，舌体不能得到濡养而导致的。裂纹舌色淡白主要是机体营养不良的表现。裂纹舌色红是机体热盛伤阴，气阴两伤引起的。需要注意的是，孩子身体缺乏某种微量元素或维生素，也会出现此舌象。

调理建议：针对阴液亏虚的问题，家长可以通过食补的方式，让孩子多吃一些滋阴清热的食物，如银耳、麦冬、雪梨等。如果孩子是单纯的微量元素或维生素缺乏，要及时补充。把脾胃调理好，进补更有效。

第 4 步：看舌质之舌态。

舌态是指舌体的活动状态。若人体脏腑功能正常、脉络通畅，气血充足则舌体灵活，伸缩自如，这属于正常舌态。这里需要补充一点，一般儿童的舌态都较正常，极少出现强硬、痿软、颤动、短缩、歪斜等舌态，有个例需送医，此处不多赘述。

第 5 步：看舌质之舌下络脉。

舌脉：舌下部位位于舌系带两侧各有一条纵行的大络脉，这一结构被称为舌下络脉，亦被俗称为“瘀络”。舌下的黏膜正中线形成了一条明显皱袋，该皱袋连接至口腔底部，此即舌系带。透过舌系带两侧的黏膜，可以观察到浅蓝色的舌静脉，中医将其称为舌下络脉或舌脉。

在正常情况下，舌脉是隐约可见的，其直径不超过 2.6 毫米，长度不超过舌尖与舌系带止点连线的五分之三。舌脉呈现暗红色，络脉无怒张、无紧束、无弯曲、无增生，排列有序。绝大多数情况下，舌脉为单支，极少数情况下会出现双支。

望舌方法：让孩子将舌体向上颚方向翘起，舌尖轻轻抵住上颚，注意不要用力过猛，以保持舌体的自然放松状态，同时使舌下络脉充分显露。先观察舌系带两侧大络脉的长短、粗细以及颜色，并检查是否存在怒张、弯曲等异常改变。然后观察周围细小络脉的颜色和形态是否出现异常。

舌象诊断：观察舌脉主要是为了了解全身气血的运行状况。若舌下络脉细而短，颜色淡红，周围小络脉不明显，且舌色偏淡，这通常意味着气血不足，脉络不充盈。反之，若络脉粗胀，或者颜色为青紫、紫红、紫绛、紫黑等，或者舌下细小络脉呈暗红色或紫色网状，或者曲张如紫色珠状大小不等的结节等改变，这些都是血瘀的征象。气滞、寒凝、热郁、痰湿、气虚、阳虚等因素都可能导致这种情况，这些都是瘀血阻滞、经络不畅的表现。在此不再赘述。

怎样看舌苔？

舌苔是人体内部水谷精气在舌部的一种表现。正常情况下，舌苔的厚度适中，能够隐约看到其下的淡红色舌体，且舌苔呈现淡白色。然而，当人体处于疾病状态时，舌苔的颜色和质地会发生相应的变化。这些变化不仅可以判断疾病寒热性质、人体脾胃精气盛衰。同时，还是判断体内秽浊物质多少的依据之一。

1. 舌质厚薄变化

舌苔的厚度主要反映了体内秽浊物质的数量。当疾病较轻且浅表，并未对脾胃的消化功能产生影响时，舌苔通常以薄为主。然而，当疾病导致脾胃的运化和腐熟功能减弱，无法正常消化食物，在体内异常积聚并形成各种秽浊物质时，这些秽浊物质会向上熏蒸至舌面，从而形成厚苔。

①厚苔

舌象特征：厚苔是指不能透过舌苔看到舌质，又称不见底苔。

舌象诊断：舌苔的厚薄，反映的是中焦脾土废料、积滞的多少。可以简单理解为舌苔越厚，说明身体里的积滞就越多。若是白厚苔，通常表明孩子有积食，且湿热过盛。若厚苔由白变黄，且舌尖、舌边红，则表明痰热伤阴。

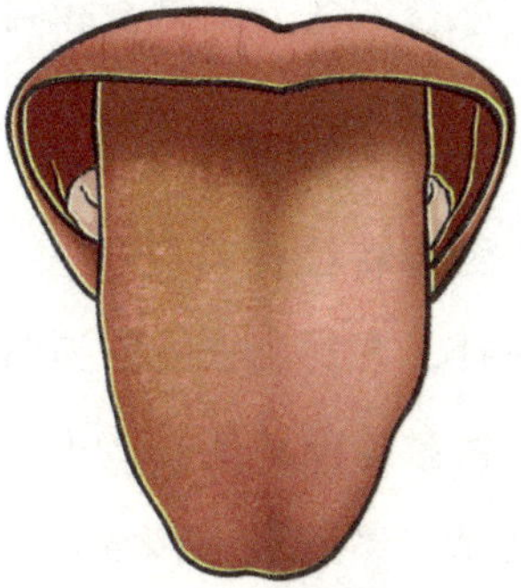

调理建议：孩子肠胃功能虚弱、积食引起的的舌苔白厚等症状，家长可以通过饮食调理，饮食要清淡、易消化。饮食建议多吃小米山药粥，小米南瓜粥等，均有健脾胃及促消化作用。

②薄苔

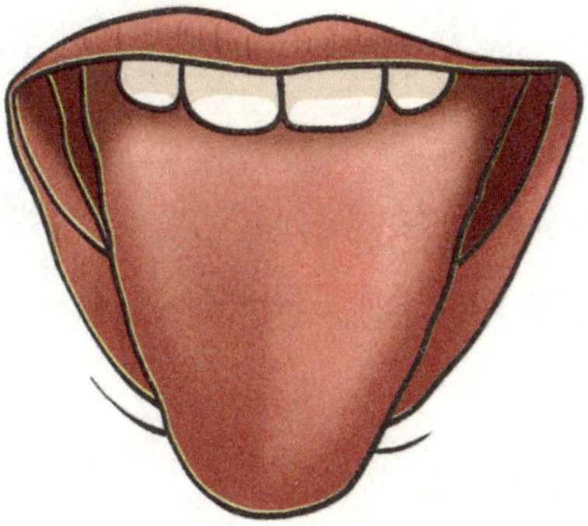

舌象特征：透过舌苔可隐隐看到舌质，就是薄舌苔。根据舌苔的颜色与质地，可辨别不同的疾病。

舌象诊断：薄苔可为正常苔，若为病理苔，则多为疾病初起或病邪在表病情较轻。其中舌苔薄黄主表热，舌苔薄黄腻主湿热，舌苔薄白主寒湿。

调理建议：薄白苔为正常苔，一般无需特殊调理。如果颜色、质地发生变化，需根据变化做好护理，必要时就医。

2. 舌苔的腐腻变化

看腐腻必然是厚苔，主要看其粗细以及质地的细腻程度，有腐苔与腻苔的区分。腻苔和腐苔均与体内的湿浊之气有关。

①腐苔

舌象特征：苔质粗大，颗粒疏松，如同在舌面上铺了一层豆腐渣一样，容易刮去的称为腐苔。

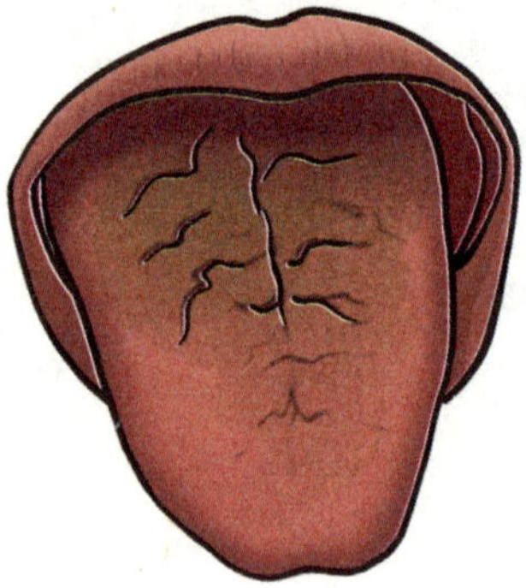

舌象诊断：腐苔的形成，多因阳热有余，蒸腾胃中秽浊之邪上泛，聚积舌面，主食积胃肠，或痰浊内蕴。脓腐苔，多见于内痈或邪毒内结，是邪盛病重的表现。病中腐苔渐退，续生薄白新苔，为正气胜邪之象，是病邪消散；若腐苔脱落，不能续生新苔者，为病久胃气衰败，属于无根苔。从现代医学角度，腐苔的发病主要见于体质虚弱以及长期使用激素、抗生素等药物导致的免疫力下降，菌群失衡，从而引发霉菌感染的孩子。

调理建议：孩子出现腐苔，一般为饮食积滞引发，形成腐苔说明情况很严重了，最好及时就医。饮食上可多吃一些消食化积的食物，如山楂、麦芽、神曲等。

②腻苔

舌象特征：苔质颗粒细腻致密，融合成片，如涂有油腻之状，紧贴舌面，揩之不去，刮之不脱，称为腻苔。

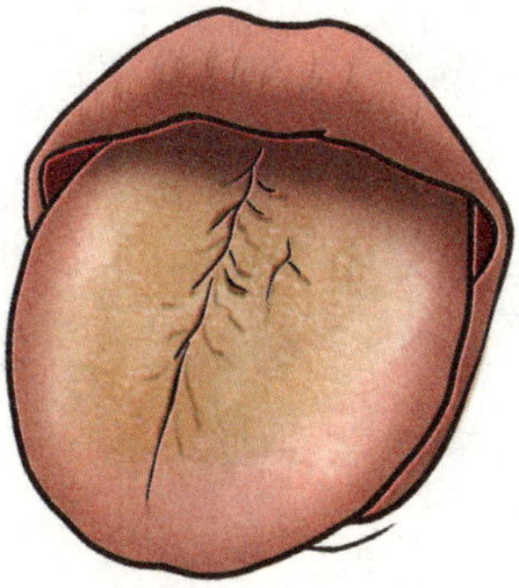

舌象诊断： 腻苔多由湿浊内蕴，阳气被遏，湿浊痰饮停聚舌面所致。舌苔厚腻，多为湿浊、痰饮、食积；舌苔白腻不燥，自觉胸闷，多为脾虚湿困，阻滞气机；舌苔白腻而滑者，为痰浊、寒湿内阻，阳气被遏，气机阻滞；舌苔黏腻而厚，口中发甜，属脾胃湿热，邪聚上泛；舌苔黄腻且厚，为痰热、湿热、暑湿等邪内蕴，腑气不畅。

调理建议： 孩子苔腻多与胃肠功能紊乱有关，如吃太多油腻、生冷的食物，饮食无节制。建议家长及时纠正孩子不良的饮食习惯，当积食严重时应给孩子吃清淡食物，在用药上以强脾胃、消积食为主。

3. 舌苔的燥润变化

燥润就是干湿度，正常舌苔是干湿适中，舌苔滋润，也说明体内津液充足。如果津液亏虚了，舌苔就会干燥。如果体内水湿过多，舌苔就会滑润。

①燥苔

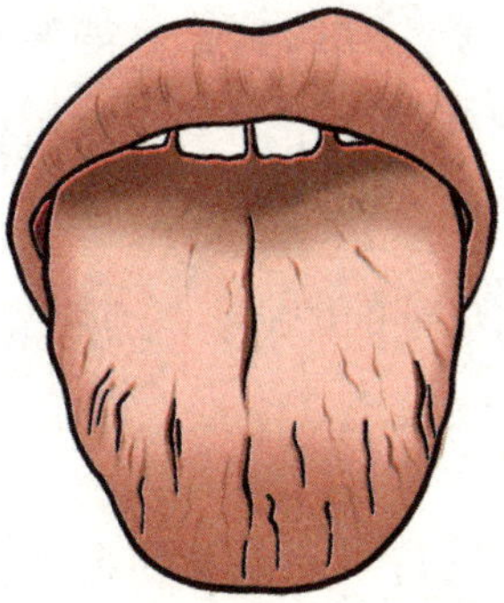

舌象特征： 舌苔干燥，扪之无津（摸上去水分少），甚则舌苔干裂，是属“燥苔”。

舌象诊断： 体内津液已伤的具体表现。如高热、大汗、吐泻之后，或过服温燥中药，导致津液不足，舌苔失于滋润而干燥；津液输布障碍的具体表现，如痰饮、瘀血内阻，阳气为阴邪所遏，不能蒸腾津液濡润舌苔而见燥苔。

调理建议：高热、大汗、呕吐后都会引起体内缺水，所以补水都是非常重要的。在膳食调理上以滋阴润燥为主，可以用梨、百合、荸荠等熬成粥或汤。

②滑苔

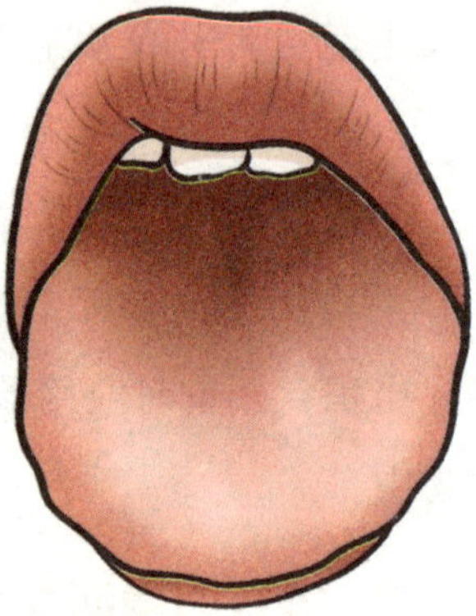

舌象特征：舌面过于滋润，伸舌欲滴，扪之湿滑，是属“滑苔”。

舌象诊断：水湿之邪内聚的具体表现，主痰饮，主水湿。如寒湿内侵，或脾阳不振，不能运化水液，寒湿、痰饮内生，便出现水湿过剩的滑苔。孩子在饮食上偏爱寒凉或油腻的食物，脾虚后水湿运化不济，而形成舌苔滑腻。如果孩子咳嗽有痰，说明体内有痰湿内阻。

调理建议：需要改善孩子的饮食习惯，肥甘厚味的食物则容易导致孩子体内湿热过重，引发各种疾病。因此，建议孩子多吃一些清淡、易消化的食物，如瘦肉、鱼、蔬菜、水果等。此外，一些具有健脾利湿作用的食物也可以适当增加，如山药、大枣、茯苓、赤小豆、薏苡仁等。这些食物不仅能够帮助孩子改善消化情况，还能够增强孩子的体质，增强抵抗力。

4. 看舌苔的剥落

剥苔是一种常见的舌象，它指的是舌苔在疾病过程中部分或全部脱落，露出光滑无苔的舌质。这种现象被称为“剥落苔”，是舌黏膜上皮萎缩的表现。剥落苔通常与胃气不足、胃阴亏虚或气血两虚有关。根据舌苔剥落的部位、范围和大小的不同，可以将剥落苔分为以下几种类型。

①前剥苔

舌苔前部剥落，剥落部位靠近舌尖。这种类型的剥苔通常与心肺阴虚有关。

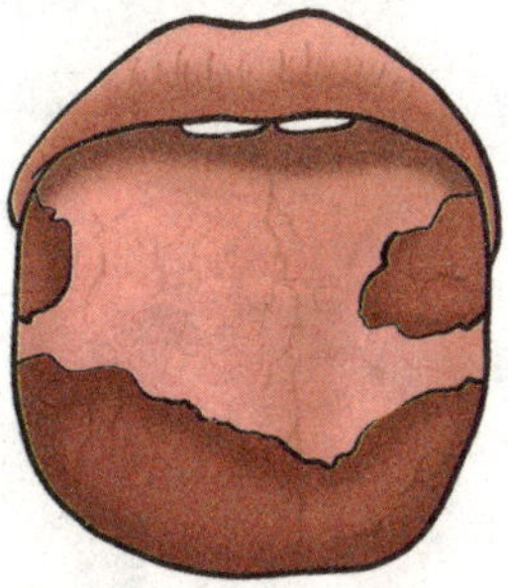

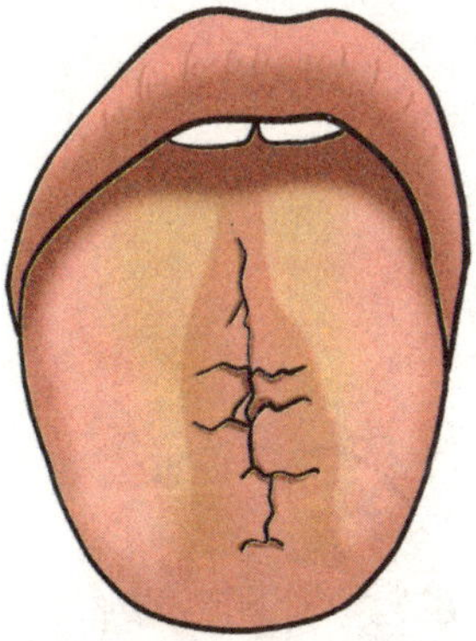

②中剥苔

舌苔中部剥落，剥落部位在舌中。这种类型的剥苔通常与胃阴不足有关。

③根剥苔

舌苔根部剥落，剥落部位在舌根。这种类型的剥苔通常与肾阴虚有关。

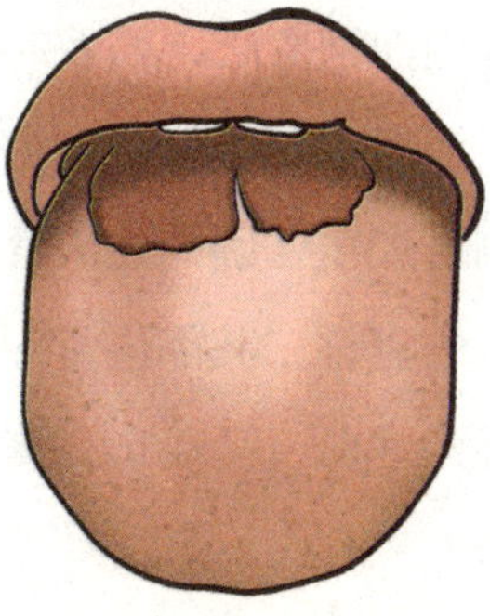

④花剥苔

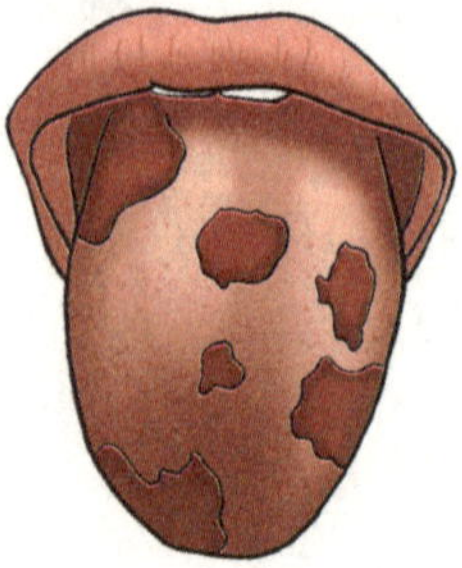

舌苔脱落的部位不规则，像花一样。这种现象通常与胃气不足、胃阴亏虚或气血两虚有关。如果花剥苔伴随有其他症状，如口干、口苦、食欲不振等，可能表示有胃部疾病，需要及时就医。

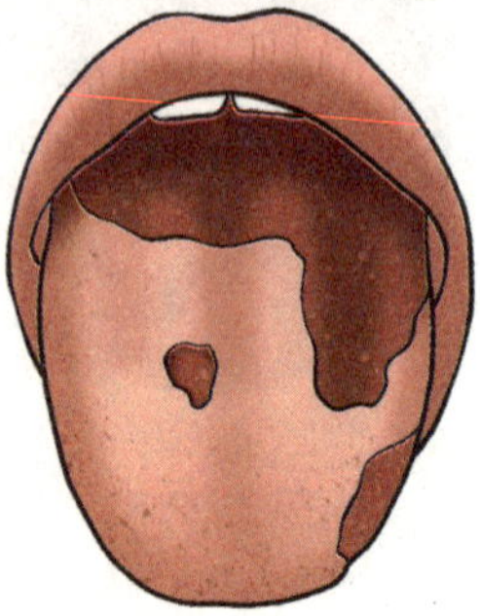

⑤类剥苔

舌苔剥脱处舌面不光滑，仍有新生苔质颗粒可见，舌苔易剥落易续生，所以形状不一，一般与气阴两伤有关。

⑥镜面苔

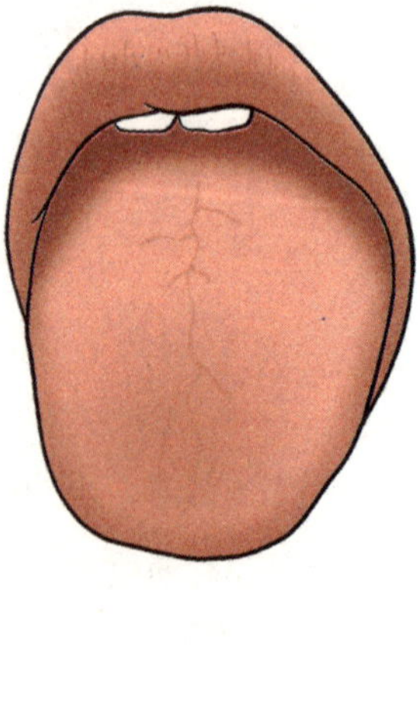

镜面苔是指舌苔全面脱落，舌面光洁如镜，属于严重的剥落苔。孩子出现镜面苔，表明体内缺乏营养或铁元素、维生素 B_{12} 等；更为光洁者提示体内津液匮乏，需及时就医。

注意：辨舌苔的剥落还应与先天性剥苔加以区别。先天性剥苔是生来就有的剥苔，其部位常在舌面中央人字界沟之前，呈菱形，多与先天因素有关。

5. 看舌苔颜色变化

苔色是指舌苔的颜色，病理性苔色主要有白色、黄色、灰色、黑色四种。因为苔色多与病邪的性质有关，所以通过观察舌苔的变化，可以了解疾病的性质。孩子一般较为常见的舌苔颜色是白色和黄色，再根据苔的厚薄、燥润等情况，可以判断其基本是寒或是热。

①薄白苔

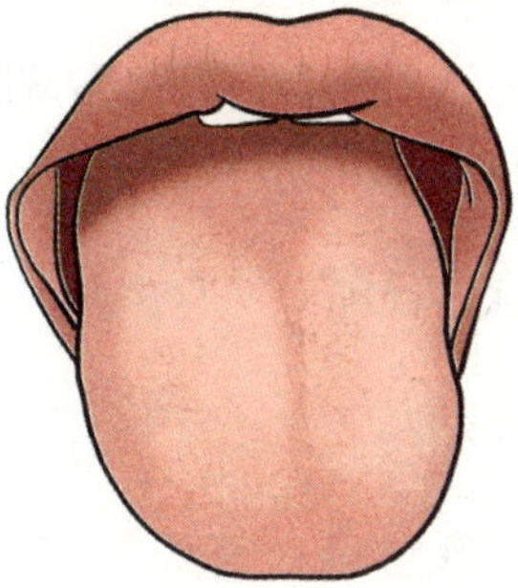

舌象特征：舌苔发白，只是浅表一层白白的，润泽舌苔，是儿童常见舌苔。

舌象诊断：薄白苔是正常的舌苔类型，也表示疾病较浅较轻或初起，没有影响脾胃的正常功能，体内没有秽浊物质积聚的，往往表现为这种舌苔。舌苔薄白而湿滑，多见于表寒症；舌苔薄白而燥，为受燥邪或表热证。

调理建议：当疾病较浅较轻或初起，要注意疾病的预防，增强机体防病抗病能力，家长给孩子适当增减衣物，防止小恙演变为病症。

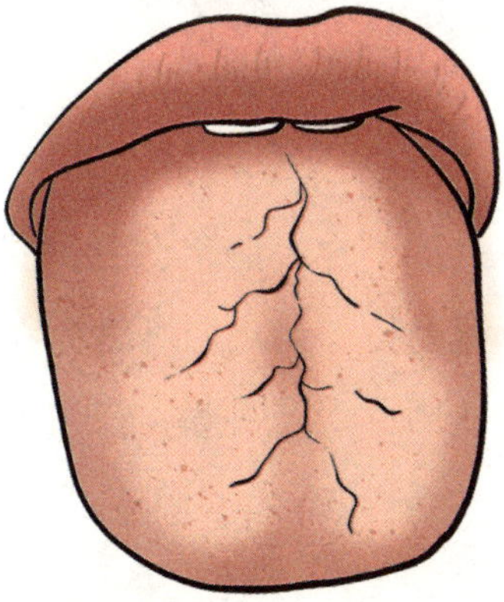

②白厚苔

舌象特征：舌面积有厚厚的白色舌苔，不能从舌苔看到舌质的为白厚苔。

舌象诊断：腐苔和厚苔都是体内水湿秽浊之气熏蒸于舌面的一种反映，而白色又表明体内没有热象或是有内寒，所以白厚苔是机体阳气不旺、水湿内停或饮食积滞的一种反映。这种舌象常见于小儿积食、脾胃虚弱或呼吸系统疾病。

调理建议：积食为有形的食物停留在胃里不消化，调理以消食化积、理气行滞为主。对于平素脾虚的孩子，还应配合健运脾胃。“消”即消除停滞的饮食物，如用山楂、麦芽、神曲等药食同源之品以助消化。食物从口而入，经脾胃运化，吸其精华，输其糟粕，六腑以通为用，因此消积之外还必须导滞，让宿食从大便排出。

此外，积食内停容易郁而化热，所以导滞又常兼清热。如治疗积食的代表方保和丸中用神曲、山楂消积，莱菔子、陈皮行气导滞，连翘清热解郁。饮食上加入山药、茯苓等以健脾胃。

③薄黄苔

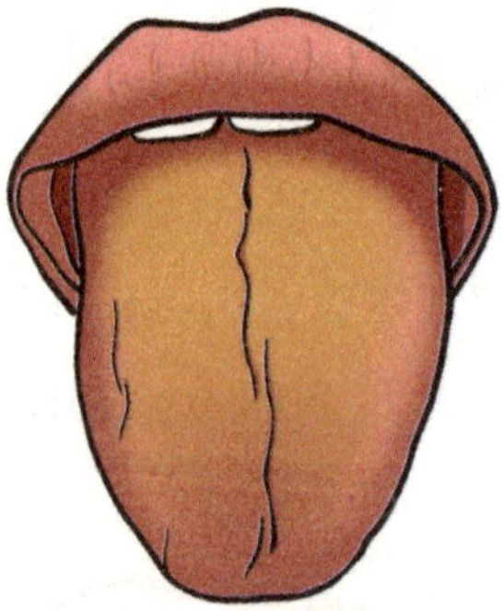

舌象特征：苔色微黄，可看见舌质，而属薄苔的一种。

舌象诊断：黄主热证，苔薄则表明邪气仅存在于表浅部位，未对脾胃造成影响，体内也未积聚秽浊物质。因此，薄黄苔通常表示热邪主要侵袭肌表，通常提示热病较轻，可能是风热感冒的初期，或者是风寒感冒向风热转化的初期。

调理建议：在饮食上，建议家长多给孩子吃大白菜、白萝卜、豆腐，这三样做成各种家常菜肴很适合帮助孩子清热。对热性食物应少吃或不吃，如羊肉、鸡肉、荔枝、桂圆、生姜、葱、蒜、韭菜等。若孩子出现发热情况，请及时就医。

④黄腻苔

舌象特征：苔中部黄厚而腻，就像涂了一层芒果色。

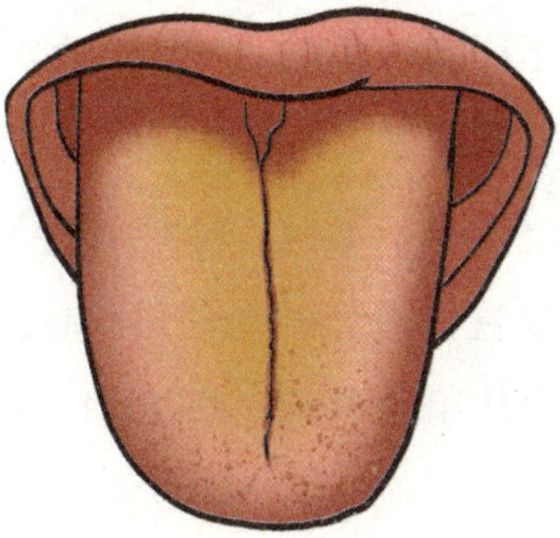

舌象诊断：黄是热的反映，腻是水湿的象征，湿热的形成与脾胃功能和饮食成分密切相关。当饮食中摄入过多的高脂肪、高蛋白食物时，这些物质会干扰脾胃正常的消化和吸收功能，导致体内积聚痰湿。痰湿在体内长时间积累后，会逐渐郁积而发热。这就好比一堆垃圾，如果长时间不处理，就会发酵，产生热量。这种湿与热的结合状态就是“湿热”。

调理建议：此时应限制孩子吃高蛋白、高糖、高脂肪的食物，饮食宜清淡，多吃富含维生素的蔬菜。

⑤黄白相间苔

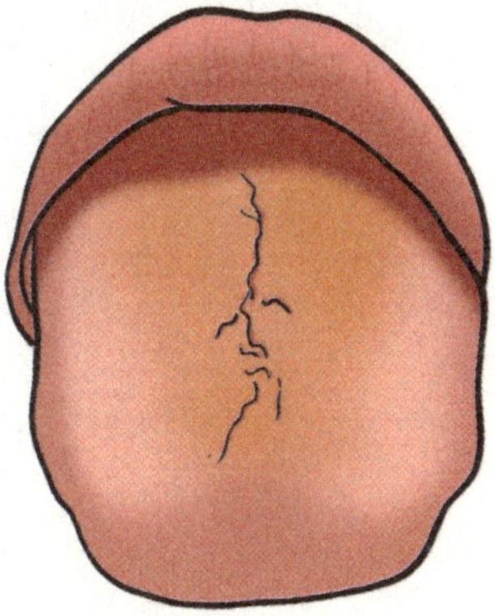

舌象特征：临床上有时候会同时出现两种或以上的苔色，称为相兼苔色。孩子出现舌苔白腐，中心淡黄，一般是由白苔转向黄苔。

舌象诊断：当舌苔由白色逐渐转变为黄色时，可能意味着疾病或体质正在逐渐化热。具体来说，如果这种变化出现在感冒阶段，那么它可能提示风寒感冒正在向风热感冒转化。另一方面，如果舌苔呈现黄白相兼的状态，这可能表示在寒向热转化的过程中，寒热两种症状同时存在，或者表证和里证同时存在。

调理建议：多吃新鲜蔬菜水果，如冬瓜、梨等清热降火的食物，少吃辛辣、油腻、煎炸等容易上火的食物。根据孩子的具体情况，可以选择适当的中药进行调理。如金银花、连翘、竹叶等具有清热解毒作用的中药，可以在医生指导下适当服用。

Chapter 3

小儿体质怎么看？

什么是体质？

古希腊的“医学之父”希波克拉底（公元前460—前370年）在其著作《论人的本性》中提出了“体液说”，认为人体由四种体液组成——血液、黏液、黄胆汁和黑胆汁，它们的组合构成了人体的“特质”。从中医的角度看，体质是指人体生命过程中，在先天禀赋和后天获得的基础上所形成的形态结构、生理功能和心理状态方面综合的、相对稳定的固有特质。

中医体质的最早记载可上溯到秦汉时期的《周礼》，文中记载地理环境对体质的影响：“一曰山林，其民毛而方。二曰川泽，其民黑而津。三曰丘陵，其民专而长。四曰坟衍，其民晳而瘠。五曰原隰，其民肉丰而庳。”“中医体质学说”的开始于秦汉时期，《内经》中有记载“筋骨之强弱，肌肉之坚脆，皮肤之厚薄，腠理之疏密，各不同……肠胃之厚薄坚脆亦不等”“是人者，素肾气胜”“此人者质壮，以秋冬夺于所用”。这本书详细阐述了体质的形成、特征与分型，以及体质与疾病发生、发展、预后及治疗的关系等方面的内容。

20世纪70年代始，王琦首次提出了“中医体质学说”的概念。认为体质表现为结构、功能、代谢以及对外界刺激反应等方面的个体差异性，对某些病因和疾病的易感性，以及疾病转变转归中的某种倾向性。它具有个体差异性群类趋同性、相对稳定性和动态可变性等特点。这种体质特点或隐或现地体现于健康和疾病过程之中。儿童的体质差异主要表现在形态结构、生理功能和心理状态三个方面的不同。

从形态上来看，有的孩子五大三粗，有的孩子娇小玲珑。有的孩子胖，吃什么都能吸收；有的孩子胃口特别好，却怎么也吃不胖。有的孩子皮肤非常好，肤如凝脂；有的孩子皮肤敏感，尤其到了冬季，手和脸都起“萝卜丝”样的皴。

从生理功能上来看，有的孩子从小身体特别好，很少感冒、咳嗽，胃口也很好，吃嘛嘛香；而有的孩子体弱多病，脾胃功能也不好，面黄肌瘦。夏天天气炎热，孩子从学校回到家里，立马就想到吃冰淇淋、冰镇西瓜，喝冰可乐。有的孩子吃后会觉得很爽，有的孩子吃完会感到肚子痛、拉肚子。冬天来了，全家一起吃火锅，有的孩子一吃火锅就浑身发热，面色红扑扑的，非常舒服；而有的孩子吃完火锅第二天立马就上火了，出现口角发炎、口腔溃疡或是便秘。

从心理状态方面来看，有的孩子开朗乐观，有的孩子内向少言；有的孩子比较敏感，有的孩子承受能力比较强。

以上这些现象表明，人与人之间存在体质差异。正如世界上没有两片完全相同的树叶一样，孩子的体质也是各有千秋。

总的来说，人体体质的形成主要受到先天禀赋和后天调养两大基本因素的影响。先天禀赋是指来自父母的遗传因素和胎育因素，它是体质形成的第一个决定性因素。而后天调养则决定了体质的发展和差异性。

如何对小儿体质进行分类？

中医体质学主要是根据阴阳五行、脏腑、精气血津液等基本理论来确定不同个体的体质差异性。其具体分类方法有阴阳分类法、五行分类法、脏腑分类法、体型肥瘦分类法、现代体质分类法等。而且，体质分类所使用的阴虚、阳虚、阳亢以及痰饮、脾虚、肝旺等名称，反映的是在非疾病状态下存在的个体特异性，与一般的证候名称是有区别的。

对于小儿的体质分类，笔者采用中华中医药学会 2009 年发布了《中医体质分类与判定》，将小儿的体质分为九种，一种平和，八种偏颇。分别为平和质、气虚质、阳虚质、阴虚质、痰湿质、湿热质、血瘀质、气郁质和特禀质。下面就分别来看看这九种体质怎么分辨，如何确认孩子是什么体质。

1. 平和质

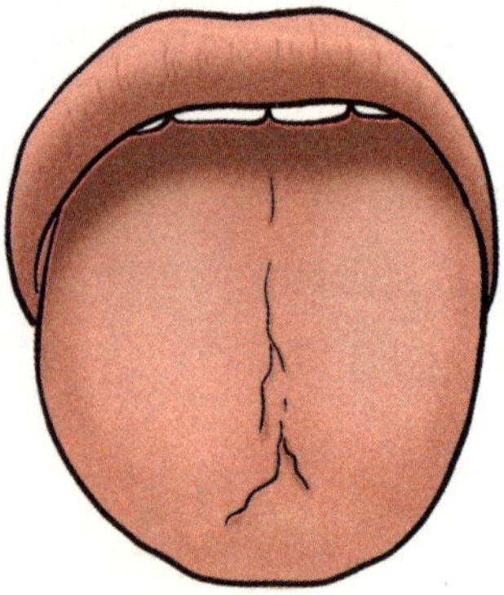

体质评价：均衡质（平和体）是理想体质状态。

主要特征：毛发润泽，皮肤柔嫩，面色红润有光泽，唇色红润，精力充沛，活泼强健，语声清晰，哭声洪亮和顺，耐受寒热，睡眠安静，饮食适度，辅食添加规律，无盗汗自汗，大便每天1次，成形不干燥，小便正常。舌体正常，舌淡红，苔薄白，脉滑或缓。能耐受环境和温度气候变化，患病较少。

体质关键词：好

膳食指导：平补阴阳，食谱广泛，清淡营养，忌食过冷、过热、过辛、过燥、过苦、过酸、过腻之品，吃得不要过饱，也不能过饥。多吃五谷杂粮，蔬菜瓜果，少食过于油腻及辛辣之物。

2. 阳虚质

体质评价：由于阳气不足、以虚寒现象为主要特征的体质状态。

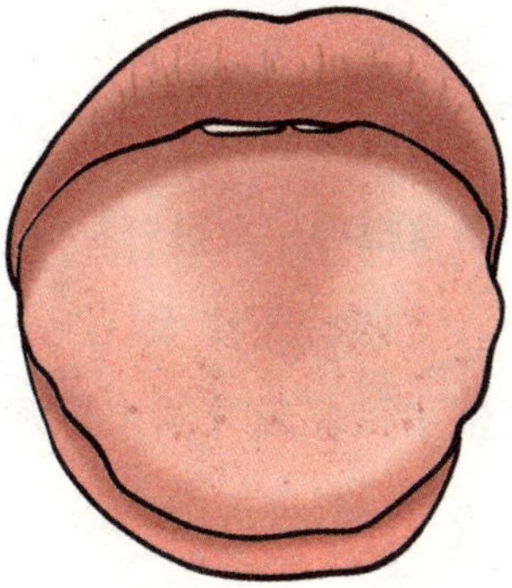

主要特征：消瘦、身材矮小、畏寒怕冷、手足不温、肌肉松软，怕冷，可有自汗，口不渴，饮食喜温，面色皖白或少华，口唇淡白，嗜睡，大便溏薄，小便清长，夜尿次数多，遗尿、生长发育迟缓、矮小症、哮喘等。舌淡胖，苔白，边有齿痕，脉无力或数。

体质关键词：冷

膳食指导：进补宜补阳、益阳、温阳，宜食辛甘温之品，如羊肉、韭菜，桂圆、鹌鹑、虾、鲜鱼、核桃等，少食肥猪肉等，保证充足的睡眠。推荐红枣生姜粳米粥、花生红枣汤等。

3. 气虚质

体质评价：由于元气不足，脾气亏虚，以脾胃嫩弱、功能状态低下为主要特征的一种体质状态。

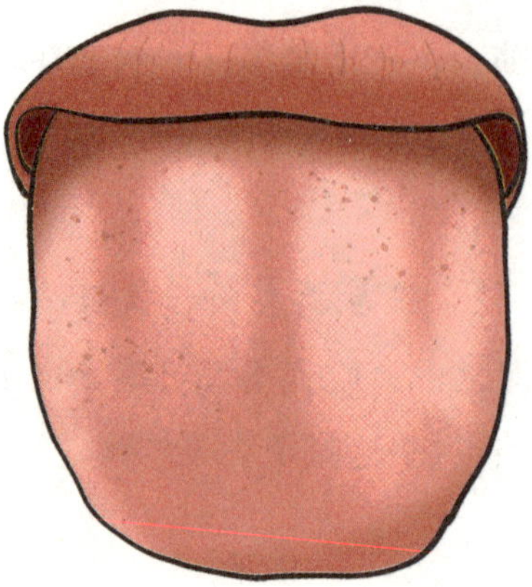

主要特征：身体偏瘦或虚胖，体弱。神疲懒言，哭声较低，安静少动，面色苍白或萎黄，自汗乏力，出汗多，动则尤甚，食欲减退，饮食量少，大便溏软，或夹带不消化的食物残渣，每日 2 ~ 3 次，易患感冒、咳嗽、反复呼吸道感染、汗证、哮喘等，小便量多或正常。舌色淡，舌体胖有齿痕，苔薄白，脉细。

体质关键词：累

膳食指导：宜进食补气的食物例如小米、粳米、糯米、扁豆、胡萝卜、香菇、马铃薯、红薯、牛肉、鸡肉、鸡蛋等。针对肺气虚，推荐使用黄芪炖鸡汤来调理。黄芪具有补气养血的功效，能够增强肺部功能，改善气虚症状。

4. 阴虚质

体质评价：阴液亏少，以口燥咽干、手足心热等虚热表现。

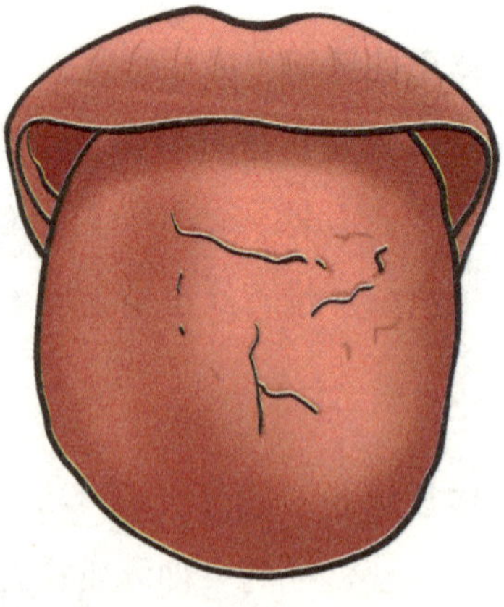

主要特征：性格急躁易怒，体型偏瘦，怕热，喜欢吃冷饮，口渴，手足心热，面色潮红，多梦，大便干，小便黄。易患夜啼、不寐、汗证、惊厥、性早熟、虚火乳蛾（扁桃体炎）、虚劳、失精、不寐等病证，感邪易

从热化。冬不耐夏，不耐受暑、热、燥邪。舌形瘦长、舌尖瘦小、舌色红绛或有苔焦黄厚垢，燥裂成块，余光剥。

体质关键词：热

膳食指导：宜食甘凉滋润、生津养阴的食品，忌吃辛辣刺激性食物，少吃煎炸、爆炒等烹饪方式及性热上火的食物，这些食物极易助热动火，燥液耗阴。也要少吃脂肪、糖分含量高的食物。要多吃新鲜蔬菜瓜果或含纤维素及维生素较多的食物，多吃含丰富蛋白质的食品，如小麦、粳米、玉米、黑芝麻、猪肉、鸭肉、鸭蛋、银耳、白菜、莲藕、黄瓜、丝瓜、紫菜等。

5. 痰湿质

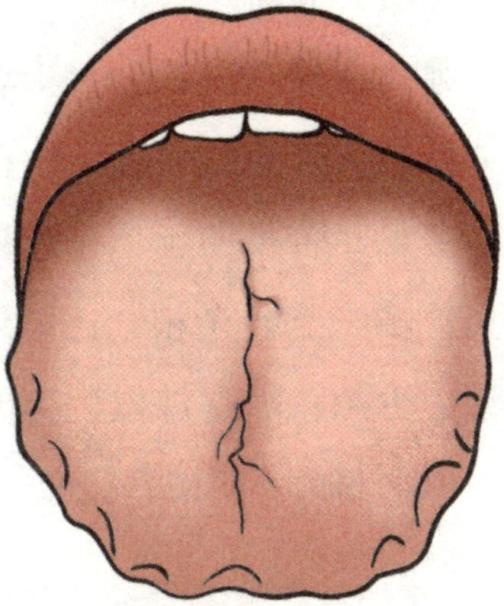

体质评价：由于脾气亏虚，湿浊阻滞，以脾虚湿滞为主要特征的一种体质状态。

主要特征：面色萎黄或㿠白，精神疲倦，不爱活动，食欲不振，口腻不渴，面垢多眵、神疲乏力，四肢困乏，厌食油腻，有时呕吐痰涎，纳呆，有时浮肿，脘腹痞闷，喜揉按，大便溏薄或泄泻，小便浑浊、量少或正常。舌质淡胖，边有齿痕，苔白腻，脉濡缓。

体质关键词：胖

膳食指导：宜多吃具有健脾、祛湿、醒胃作用的食物，如猪肚、山药、扁豆、芡实、薏苡仁、鸡爪、生姜、白术、党参等。

6. 湿热质

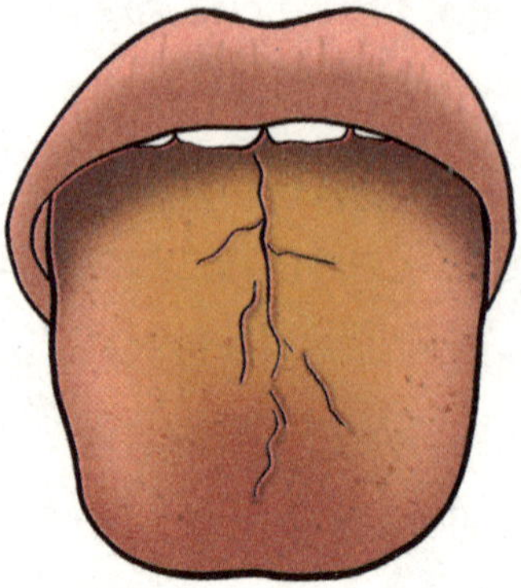

体质评价：多受母体胎热或喂养中油腻、厚味之物食入过多，导致脾胃受损，水液不能化生气血，聚而为湿，加之体质偏热，以湿热内生为主。

主要特征：湿热内蕴，舌质红，苔黄腻、倦怠乏力、手足多汗、食欲亢进、小便次数增多、尿液呈黄色、口渴不欲饮水、怕热不怕冷、睡卧不安，湿疹等。

体质关键词：黏

膳食指导：宜多吃性味寒凉，具有清胃火、泻肠热作用的食物，比如百合、薏苡仁、莲子、茯苓；蔬菜类宜多食黄瓜、芹菜、西葫芦、冬瓜、苦瓜、丝瓜、莲藕、西红柿、茄子；肉类宜多食鸭肉、鲫鱼；多吃五谷杂粮，比如绿豆、红豆。饮食以清淡为主，少甜、少油、少辣；少食辣椒、狗肉、牛肉、羊肉等热性或太过滋补的食物；少吃韭菜、胡椒、花椒以及烹炸、烧烤之物。

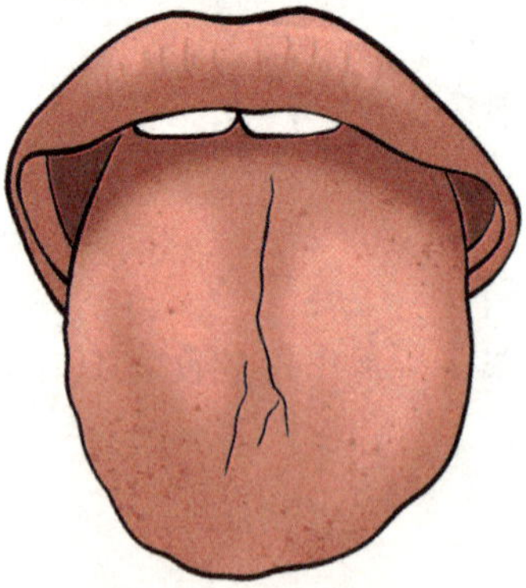

7. 气郁质

体质评价：小儿心常有余，心火易亢，以心火亢盛为主要特征的一种体质状态。

主要特征：形体消瘦，面红，心神不宁，多动不安，易兴奋，注意力不集中，挑食，纳差，口臭，时有口舌生疮，眼屎多、较急躁，易发脾气，大便干结，小便黄，入睡难，睡觉易惊悸，夜间啼哭，哭声大，咬牙齿，怕热，睡着时容易踢被子、掀衣服。嘴唇偏红，舌质红，苔黄干，脉滑数。

体质关键词：唉

膳食指导：可以多食一些性寒而味苦，具有清心火作用的食物，如苦瓜、苦菜、百合等。

8. 血瘀质

体质评价：人体脏腑功能失调时，易出现体内血液运行不畅或体内出血不能消散而成瘀血内阻的体质。

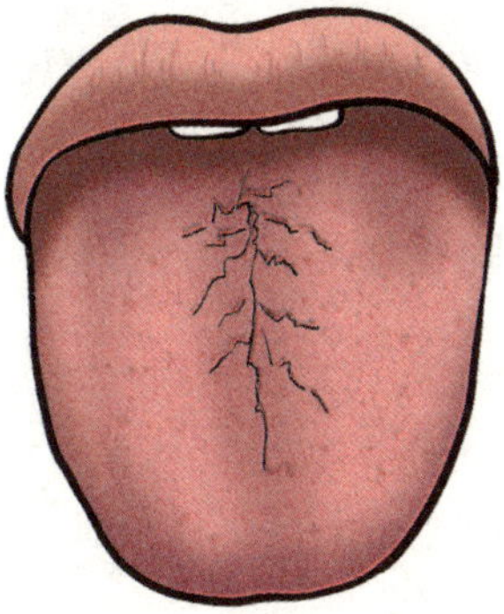

主要特征：面色偏暗，嘴唇颜色偏暗，舌下的静脉瘀紫。皮肤比较粗糙，有时在不知不觉中会出现皮肤淤青。眼睛里的红血丝很多，刷牙时牙龈容易出血。容易烦躁、健忘、性情急躁。

体质关键词：瘀

膳食指导：宜食行气活血的食物，多食如山楂、桃仁、玫瑰花、金橘、莲藕、洋葱、木耳、海带、葛根、魔芋、金针菇、猪心、菠萝等，具有活血、散结、行气、疏肝解郁作用的食物，少食肥肉等滋腻之品。

9. 特禀质

体质评价：与先天禀赋不足、遗传因素、环境因素、药物因素等密切相关，主要包括过敏体质、遗传病体质、胎传体质。中医认为主要由先天禀赋不足，后天体质失调引起。

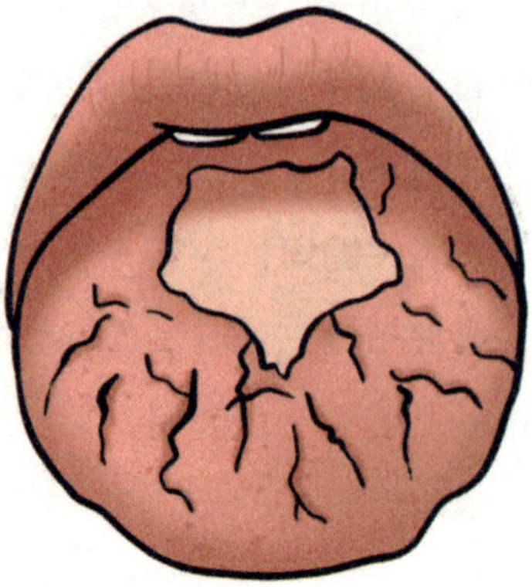

主要表现：常见过敏性鼻炎、过敏性哮喘、过敏性紫癜等，常因季节、气温变化而出现鼻塞、流涕、哮喘等现象，或因过敏，皮肤出现紫红色瘀点，皮肤划痕症等，或经常在无明显诱因下出现腹痛、恶心、呕吐、腹泻等症状。舌象则很明显地表现为地图舌、花剥苔的特点，而且剥苔严重程度常随过敏症状加重而加重。

体质关键词：痒

膳食指导：特禀体质者应多食具有固护卫气、凉血消风功效的食物。饮食宜均衡，多食糙米、蔬菜类，如鸡肉、竹笋、胡萝卜、胡桃、小米、黑豆、薏苡仁等。需避免食用辛辣刺激、生冷、膻腥发物以及含致敏物质的食物。

影响孩子体质的因素

体质特征往往决定着机体对某种致病因子的易感性、所发生疾病的倾向性、对治疗的敏感性及疾病的预后转归等。在人生的不同阶段，包括婴幼儿期、学龄前期、学龄期、青春期、成年、中老年等，体质是相对稳定的；在某种条件下，它又具有可变性。体质现象是人类生命现象的一种重要表现形式。

儿童体质形成的因素主要包括先天因素和后天因素。

先天因素：孩子出生之前，在妈妈肚子里就已经受到很多因素的影响了。这些因素主要来自于爸爸妈妈，比如他们的体质、智商、结婚时的年龄、平时的饮食习惯，还有妈妈在怀孕期间的营养和教育等。这些都会影响孩子的体质，让孩子有可能出现偏热、偏寒、偏实、偏虚等不同的体质特点。比如，如果爸爸妈妈都是过敏体质，那么孩子也很可能容易过敏，或者容易得湿疹、过敏性鼻炎等过敏性疾病。

后天因素：指人出生后赖以生存的各种因素的总和，主要包括饮食营养、生活起居、年龄、性别、环境因素和疾病因素等。

（1）饮食营养：后天形成的饮食习惯对我们的体质有着很大的影响。我们每天吃的食物，不仅为我们提供能量，还帮助我们维持身体的各种功能。不同的食物有不同的营养，味道也不一样。长期形成的饮食习惯和经常吃的食物，会通过脾胃的作用，影响身体的各个部分，进而形成独特的体质。

（2）生活起居：我们的日常生活和工作习惯，比如是不是按时休息、是不是经常锻炼，对我们的身体健康非常重要。这些习惯会直接影响我们身体内部脏腑和气血的状态，进而造成体质的差异。如果能适当地劳动或锻炼，身体就会更健康，脏腑功能也会更强。

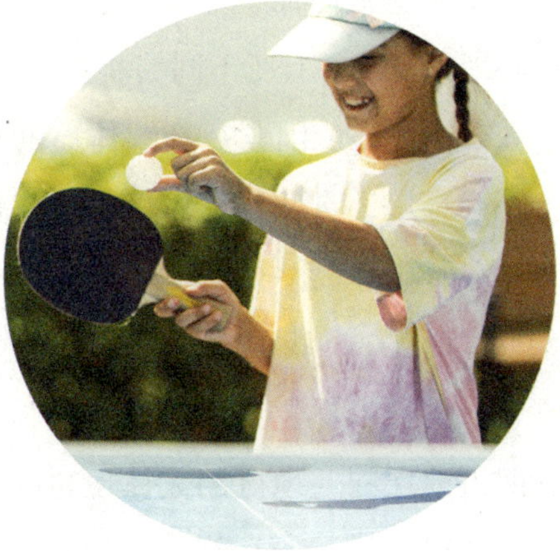

但如果总是过度劳累，身体就会消耗过多的气血，脏腑的功能也会变弱，体质就会发生变化。

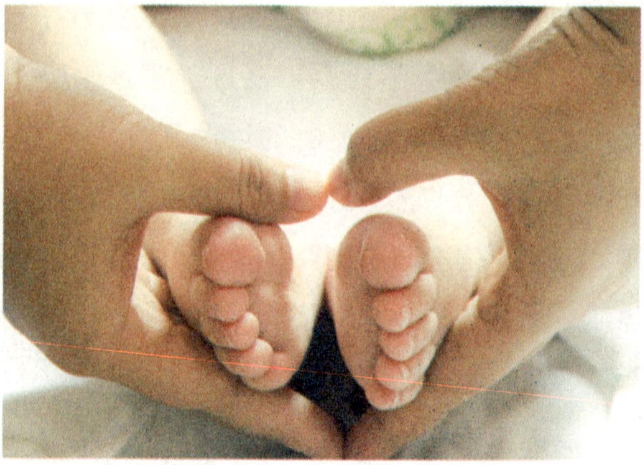

（3）年龄：人的一生会经历很多阶段，从出生、成长、壮年到老去，每个阶段身体都会发生变化。刚出生的孩子他们的身体还没长全，功能也不完善，所以体质在不断地变化。到了青春期，身体各个部位都发育得差不多了，体质也就慢慢稳定了。到了青壮年，身体最健康，也是最强壮的时候。但是，到了老年，身体就开始慢慢变差，功能也不如以前了，看起来就会显得老态龙钟。所以，不同年龄的人，体质也会不一样。

（4）性别的差异：性别对体质特性也有重要影响。男女性别不同，其遗传性征、身体形态、脏腑结构与生理功能、物质代谢乃至心理特征等都有所不同，所以在体质上男女也必然存在差异。

（5）环境因素：影响体质的环境因素既包括自然环境，也包括社会环境。自然环境中，关于气候和地理环境影响体质的研究目前已有所涉猎。

举个例子，我国的西部地区很多人都是阴虚体质，这是因为那边风大、空气干燥，紫外线还特别强。这就证明了，地理环境不同，长期生活在同一地区的人体质也会不一样。现在科技发达了，经济也发展得很快，但有些有害物质在破坏环境的同时，也让人体质变差。一些有害物质会让人变得更敏感，还可能导致畸形、生病，甚至影响生育能力。另外，社会变得更好，人们的精神和物质水平提高了，但社会竞争也更激烈了，还有战争等因素，这些都从不同方面影响着人的体质。

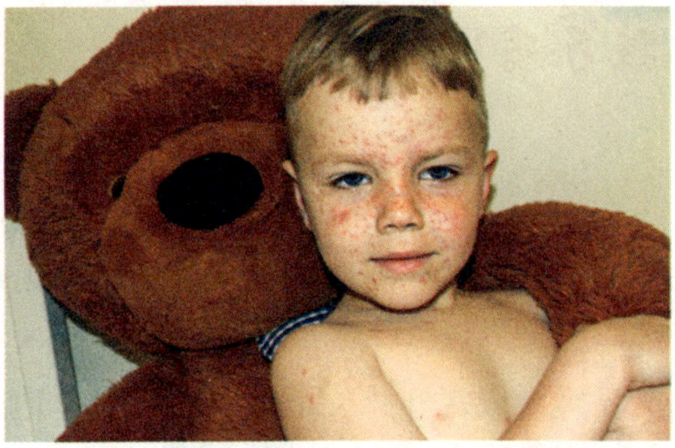

（6）疾病因素：疾病确实会让我们的身体变得虚弱，尤其是那些长期反复发作的慢性病，它们会不断消耗我们的正气，让体质变得亏虚。但有时候，疾病也能让我们变得更强大。比如，有些急性传染病患者痊愈后，身体里就会产生一种特别的免疫力，可以减轻疾病症状，避免再次复发。这就是体质发生变化的一个例子。像天花、麻疹、水痘这些传染病，患者治好后就能获得终身免疫，这说明他们对这些疾病的抵抗力增强了。

孩子有多种体质特征，是多体质兼夹吗？

家长在学习辨识孩子体质的过程中，发现孩子身上同时出现多种体质特点，既气虚盗汗，又阴虚干燥，平时还手脚冰凉，稍微吹风就容易风寒外感。难道我家孩子体质过于虚弱，气虚、阴虚、阳虚兼夹，这该怎么调养体质呢？

症状太多，搞得家长不知如何是好，以下重点聊聊孩子体质辨识与如何选择体质调养方向，通过以下四点，帮家长理清思路。

1. 几乎所有孩子都是气虚质

做一个通俗的比喻，“阴”是锅中水，“阳”是灶台上的火，用火烧水产生的水蒸气，就是我们常说的“气”，也是人体各项活动的“原动力”。而孩子天生的特质就是稚阴稚阳，其中阳气又比阴气更娇弱，相比之下，孩子体内的阴气相对阳气会稍微盛一些，所以孩子整体不仅表现为虚寒体质，“微火煮少水”，产生的气也是不足的、气虚的。

说到这里，相信大家就能明白，孩子的根本体质特点就是：气虚、虚寒体质。

2. 孩子的气虚质会出现不同程度的兼夹

不过，家长要了解一点，无论孩子后天受外界环境、生活、饮食习惯影响，体质特点上出现了哪些偏颇，本质上仍是气虚体质。

而且从儿童的体质特点考虑，我们常说的“阴虚质”“阳虚质”，其实也不是真正彻底的阴虚或阳虚。临床上完全阴虚、阳虚的孩子是极少的。

常说的孩子阴虚、阳虚，其实往往都是气虚兼夹阴虚、气虚兼夹阳虚。是在气虚的本质基础上，体质往其他体质的方向偏颇，出现了一些对应的体质特征。

3. 不懂如何辨别就按气虚质调理

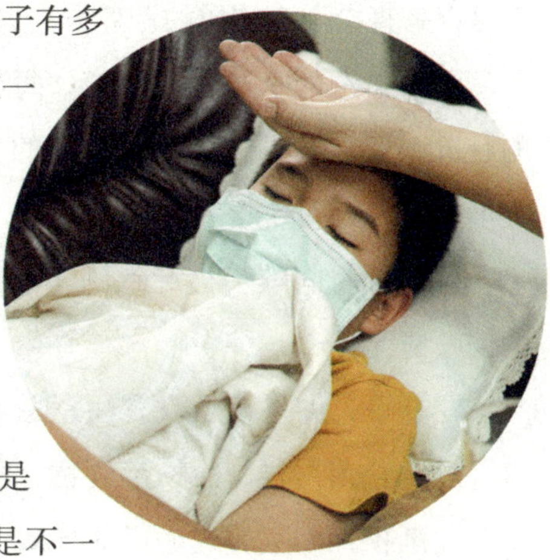

家长在辨证的时候，发现孩子有多种体质特质，往往是辨证上存在一些误解，以致认为孩子的情况比较严重，徒增很多焦虑。

比如，孩子手脚冰凉，其实并不能判断为阳虚。孩子天生末梢血液循环慢，手脚会比较容易偏凉。别忘了，孩子天生都是虚寒体质，但这个虚寒和阳虚是不一样的。

孩子易外感，是因为正气天生不足，稍不注意就容易被寒邪侵袭，这也属于气虚的范畴。

又比如，孩子经常热气上火，在绝大多数情况下，都是饮食不注意导致积滞化热所引起的“实火”，并不能判断为阴虚。

这里也简单说说真正阴虚、阳虚的初判：

气虚夹阴虚：舌红少苔或花剥苔、地图舌，舌体偏瘦长，这一特征是最关键的；此外，经常性口干舌燥，往往大便硬结，很容易热气上火，有些孩子还会时不时低热。

气虚夹阳虚：畏寒怕冷，稍微吃一丁点冷的东西，或吹一点冷风都受不了，出现腹痛、呕吐等消化系统症状，流鼻涕、打喷嚏等呼吸系统症状。

家长在初学辨证、无法准确判断孩子属于哪种体质的情况下，可以按气虚的调养方法来调养孩子体质。

4. 体质的兼夹不是一成不变的

哪怕面诊医生认真辨证了孩子当下的体质状况，也不意味着之后可以一直沿用该体质的调养方向，一路调养下去。

熟悉中医的家长肯定知道，每次复诊，医生都会根据当下患者的状况，调整药方。说到底，人的身体状况乃至体质分型都不是一成不变的。大人如此，更何况孩子。

孩子长时间熬夜会导致阴津的损耗，进而可能出现气虚夹阴虚的偏颇情况。

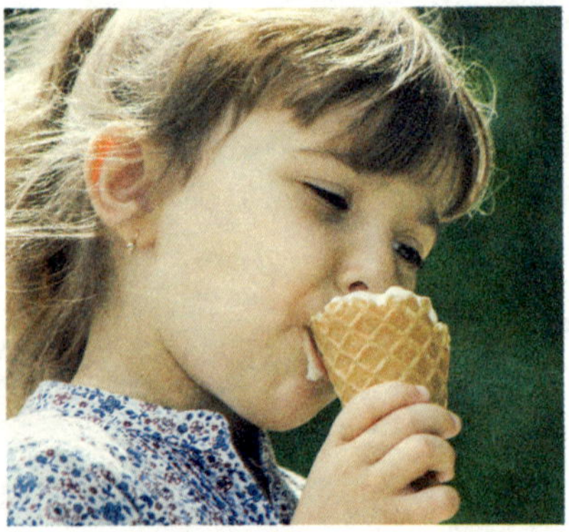

在夏季，如果孩子没有注意忌口，过度食用雪糕、冷饮等食物，将会逐渐损耗阳气，进而可能导致气虚夹阳虚的特质出现。

如果对孩子的体质偏颇问题不加以重视和及时处理，可能会导致严重的后果。严重的气虚夹滞质可能会进一步发展为气郁质；气虚偏阳虚甚至可能演变为真正的阳虚体质……

如果长时间置之不理，直到病症显现，再想进行调理，那么疗程可能会更长，问题更加棘手，往往就需要寻求医生的帮助。

如何培养出平和质的孩子？

平和质是指人体在充分发挥遗传潜力的基础上，经过后天的积极培育，使机体的形态结构、生理功能、心理状态以及对内外环境的适应能力等各方面得到全面发展，处于相对良好的状态，即形神统一的状态。

平和质体质分析

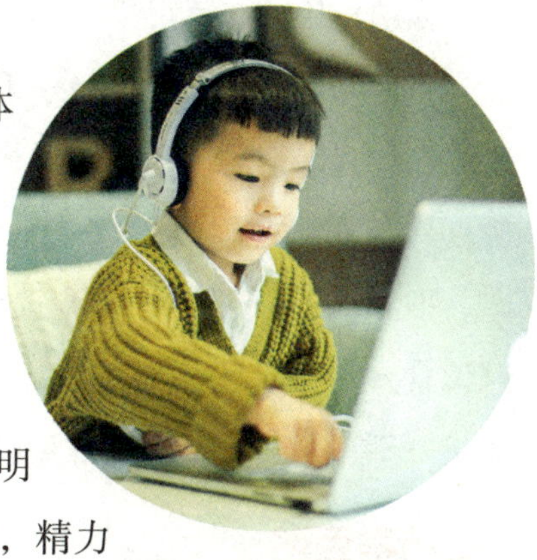

总体特征：阴阳气血调和，以体态适中、面色红润、精力充沛等为主要特征。

形体特征：体形匀称健壮。

常见表现：面色、肤色润泽，头发稠密有光泽，目光有神，鼻色明润，嗅觉通利，唇色红润，不易疲劳，精力充沛，耐受寒热，睡眠良好，胃纳佳，二便正常，舌色淡红，苔薄白，脉和缓有力。

心理特征：性格随和开朗。

发病倾向：平素患病较少。

对外界环境适应能力：对自然环境和社会环境适应能力较强。

体质受多种因素的影响、是可变的，因此体质具有可调性。其中后天因素，如生活和社会环境、日常调护、疾病因素、医药因素等均会影响孩子的体质，通过改变生活中的各种习惯，体质也是会随之变化的。

好的生活习惯能够帮助孩子茁壮成长，不当的生活习惯则会导致孩子的体质发生偏颇。那么，我们如何培养出平和体质的孩子呢？

1. 饮食调理

中医十分讲究膳食均衡，《素问·脏气法时论》说：“五谷为养，五果为助，五畜为益，五菜为充，气味合而服之，以补精益气。”首先要进食主食，粮食是人体营养的重要来源；各类蔬菜素食也要广泛摄取，以补充维生素、微量元素、膳食纤维等；各种荤菜如鸡鱼肉蛋需要吃，对人体有补益作用；各种水果对孩子的健康也有辅助作用，必不可少。

《素问·生气通天论》曰：“是故谨和五味，骨正筋柔，气血以流，腠理以密。”帮助孩子建立良好的饮食习惯，防止小儿偏食、挑食具有重要的意义。

平和质的孩子，饮食调理应“谨和五味”，力求五味调和，不可偏食，不宜偏嗜，可酌量选食具有缓补阴阳作用的食物，以增强体质。不宜用药物补泄，以免破坏阴阳平衡。

山药扁豆粥

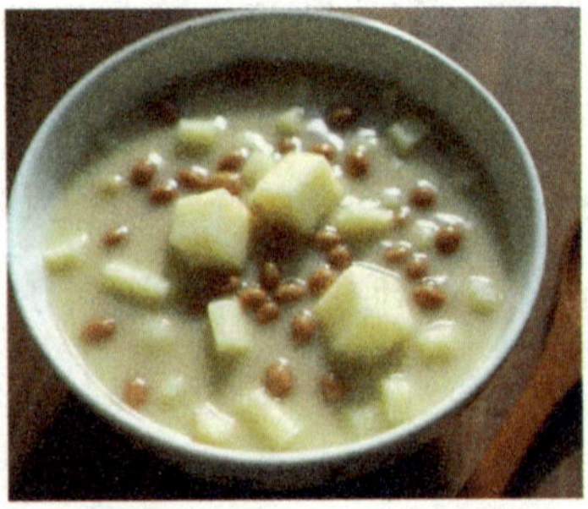

食材：山药 30 克，白扁豆 10 克，粳米 50 克，白糖适量。

制作方法：首先将粳米淘洗干净，然后将山药切成薄片，白扁豆也要洗净备用。接下来，将粳米和白扁豆放入锅中，加入适量的水，用武火煮沸后转文火熬煮至八成熟。此时，加入切好的山药片和适量的白糖，继续熬煮至熟透即可。

功效：这款粥具有补益脾胃的作用。

2. 运动保健

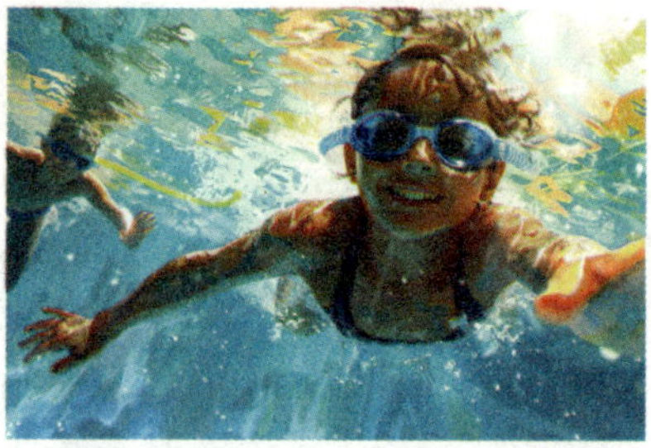

体育锻炼可以调节情志，畅通气血，强健脾胃，增强体质，延缓衰老。运动锻炼应因人制宜、适时适量、循序渐进、持之以恒。运动中应注意避风寒，防感冒，防止运动过度，避免运动损伤。太极拳、八段锦、慢跑、散步、游泳、乒乓球等都是适宜的运动。形成良好的运动习惯，每日进行半小时至1小时的有氧运动，有益于维持平和的体质。

3. 起居调摄

谨慎起居，规律作息，保证睡眠充足，睡前用热水泡脚有助于改善睡眠。顺应四季规律，及时增减衣物，人体顺应自然变化，保持机体内外环境的协调统一，以达到健康长寿的目的。居住环境以清洁安静、空气流通、阳光充足、湿度温度适宜、生活起居方便为宜。另外，需注意劳逸结合，保持良好的卫生习惯，定时排便。

4. 经络保健

对于平和质的经络保健，按摩以通畅督脉为主要目标。

首先，将按摩油均匀地滴在背部正中线及两侧，从颈部开始，自上而下用手掌掌面进行推擦，自颈部沿圆弧线到两侧腋窝的推擦相交替，每个部位进行12次。然后，沿着督脉及两侧第一侧线的膀胱经循行，每隔约1寸的距离，用拇指进行点、推、揉的动作，重复 3 ~ 5 遍。最后，右手五指稍微并拢，用指端自上而下对督脉和两侧竖脊肌进行叩击。

5. 腧穴保健

选取涌泉穴、气海穴、足三里穴这三个穴位进行点按及艾灸。

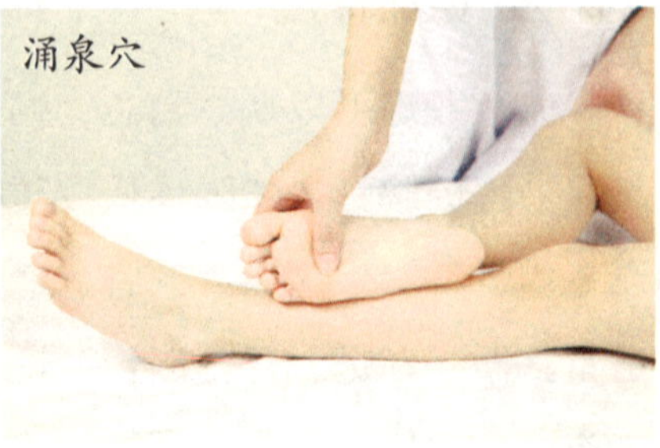

涌泉穴是肾经的起始穴位，也是养生保健的重要穴位。它位于足底部，当卷起脚时，足前部凹陷的位置，大约在足底 2、3 趾趾缝纹头端与足跟连线的前三分之一与后三分之二交点凹陷中。

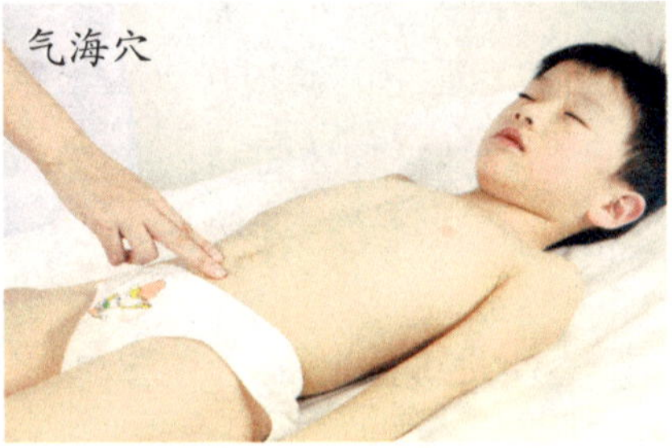

气海穴属于任脉，具有强壮作用。它位于前正中线上，脐下 1.5 寸的位置。

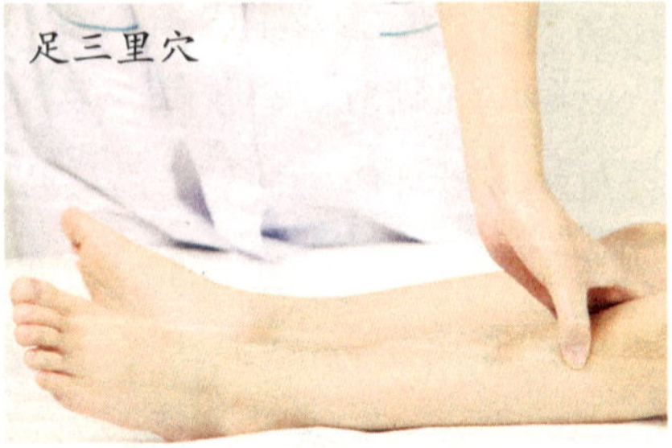

足三里穴是胃下合穴，也是全身强壮保健的首要穴位。它位于外膝眼下 3 寸，胫骨前嵴外 1 横指处。

两种操作方法如下：

点按法：使用大拇指或中指按压气海穴、涌泉穴、足三里穴。每次按压操作持续 5 ~ 10 分钟，每天进行 1 ~ 2 次，最好在睡前进行，可以长期坚持。

艾灸法：采用温和灸法——点燃艾条后，温和地灸气海穴、涌泉穴、足三里穴，距离皮肤约 2 厘米，以皮肤感到温热舒适且能够耐受为度。每次灸疗持续 10 ~ 15 分钟，隔天进行 1 次，可以长期坚持。

Chapter 4

小儿脾胃虚弱的舌象与调养

孩子脾胃虚弱的具体表现有哪些？

脾是后天之本，气血生化之源。儿童脾胃受纳运化功能失调，则化生的气血精微不足，就会导致儿童体质虚弱，唯有其功能健全，孩童方能健康成长。因此，一旦孩子脾胃出现问题，必须立即就医并予以调理。那么，家长们应如何识别孩子是否脾胃虚弱呢？以下将介绍几种典型的表现。

1. 食欲不振

脾胃负责食物的运化，是消化系统中重要的脏腑。当脾胃功能虚弱时，其运化作用会减弱，导致儿童食欲不振、不愿进食；或者食后感到腹胀。即使摄入了美味或富含营养的食物，也无法被身体有效吸收，反而可能增加脾胃的负担。

2. 流口水、口臭

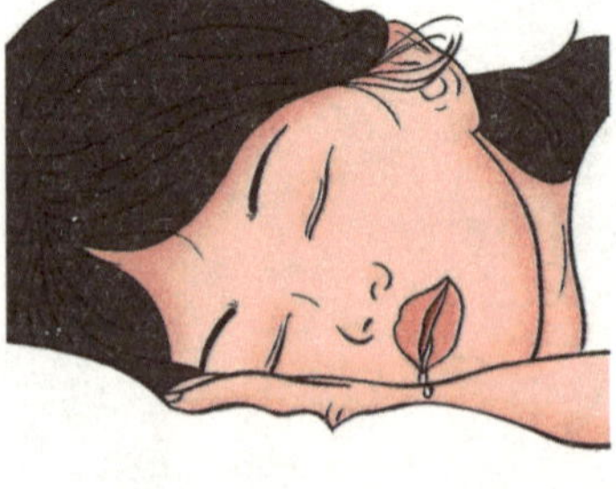

孩子的嘴巴旁边常常有“白茬”，那是睡觉时流口水的印迹，通常与脾虚相关。根据中医理论，脾负责固摄体内液体，而涎液是脾的一种分泌物。当脾胃的气不足，无法维持机体津液的平衡时，或者脾脏出现热或寒的状况，都可能导致流涎现象的发生。如果孩子的口中经常有一股难闻的酸臭味，十有八九也是源于脾胃功能衰弱，导致消化过程不畅、食物残留积聚所致。

3. 睡觉露睛

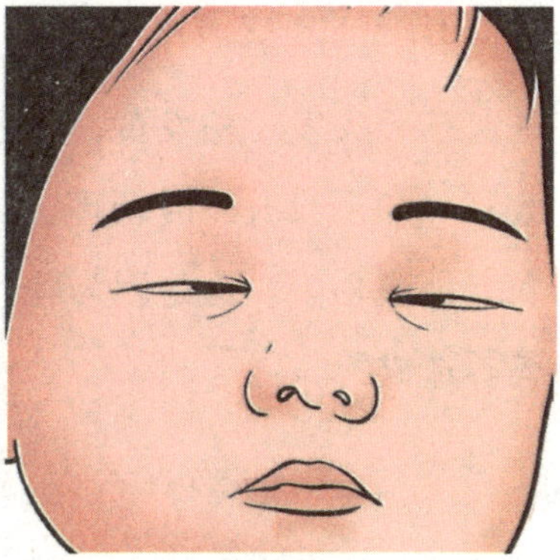

中医的五轮学说将眼部的结构划分为五个部分：胞睑、两眦、白睛、黑睛和瞳神，这些部分分别与五行中的五脏相对应。其中，脾归属土元素，代表肉轮，在眼部则具体指上、下胞睑。因此，若观察到儿童在睡眠时眼睛经常闭合不紧，呈现半睁状态，家长们需警惕这可能是脾虚的一种征兆。

4. 睡觉出汗多

孩子的后颈、后背和脚心并不热，但他们躺下不久便会出现大量出汗的情况。他们的后脑勺就像一座“水库”，甚至能湿透纸巾。这种在睡觉前后的异常出汗现象被称为“盗汗”，是脾胃积滞内热、蒸液外出的表现，即中医所说的“阳加于阴谓之汗”（积滞内热，加上夜卧阳气入里，内热更胜，鼓动阴液外泄，所以夜间汗多）。有些孩子还会出现五心烦热的症状（这包括双脚心、双手心和肚腹这五个部位）。

5. 容易感冒

从中医角度讲，“四季脾旺不受邪”，意味着在一年四季中，若脾胃功能强健，则人体不易受到病邪的干扰，这强调了调理脾胃在治疗疾病和维护健康中的重要性。脾胃一旦虚弱，运化功能便会失调，无法为身体提供充足的营养，导致气血不足，难以维持正常的生理功能。在这种状态下，人体将难以抵抗外来的病邪，从而容易患上感冒等由外邪引起的疾病。

6. 面色发黄

孩子头发干枯发黄，脸色暗淡发黄，有脾虚斑，这都是脾虚的表现。如果没有及时调理，脸色就会逐渐变成“萎黄”，即脸颊发黄、消瘦枯萎。这是因为脾气和津液都不足，不能给身体提供足够营养造成的。

7. 经常便秘或者腹泻

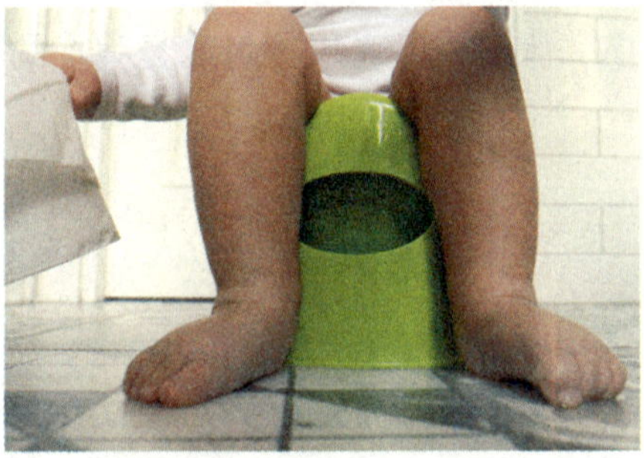

患有脾虚的儿童，由于脾气不足，无力运化精微，导致津液不能有效传输至大肠，进而引起便秘。特别是那些脾阴虚的孩子，便秘现象更为普遍。这是因为体内毒素积聚，无法得到及时排出，反而被反复吸收，从而导致这类孩子常常伴有多种身体问题。

8. 个子比同龄人瘦小

脾胃虚弱，吸收营养的能力就不足。所以脾胃虚弱的孩子的身高一般比同龄孩子矮一些。有的孩子家长知道孩子营养吸收不足，就为孩子准备各种美味佳肴，鼓励孩子多吃。然而，当孩子的脾胃功能已经较弱时，无力充分消化食物。过度进食只会加剧脾胃的负担，导致食物堆积，形成积食，进而使脾胃更加虚弱，孩子个子更不长了。所以，此时应该先调补脾胃，让脾胃强壮，然后再通过进食吸收营养。

9. 体内湿气大，痰湿重

中医理论指出，湿邪所致的肿胀和胀满现象通常与脾功能失调有关。若儿童的脾功能虚弱，他们摄入的营养将难以被充分吸收，同时废物也难以排出体外。这种情况下，体内易积聚痰湿，导致孩子出现虚胖的症状，外表看起来肥胖，但稍微活动便气喘吁吁、大汗淋漓。此外，湿气过重还会使儿童容易患上湿疹等皮肤问题，这个情况具有普遍性。实际上，这些问题都与脾虚有关。

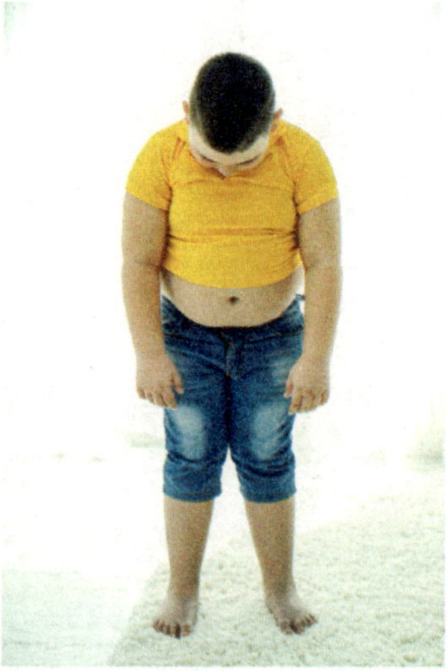

十个孩子中真有九个脾胃虚弱？

有人说，十个孩子有九个孩子脾胃虚弱。隋代医家巢元方在其编撰的《诸病源候论》中指出“小儿肠胃嫩弱”“不胜药势”。小儿处于生长发育阶段，生机蓬勃，对水谷精微的需求则有赖后天脾胃的滋养。但小儿脾胃娇嫩，机能尚未完善健全，在这种小儿“脾常不足”的状态下，不仅会导致食积、腹泻、厌食等问题，还可能引发呼吸道感染、鼻炎、腹痛等。

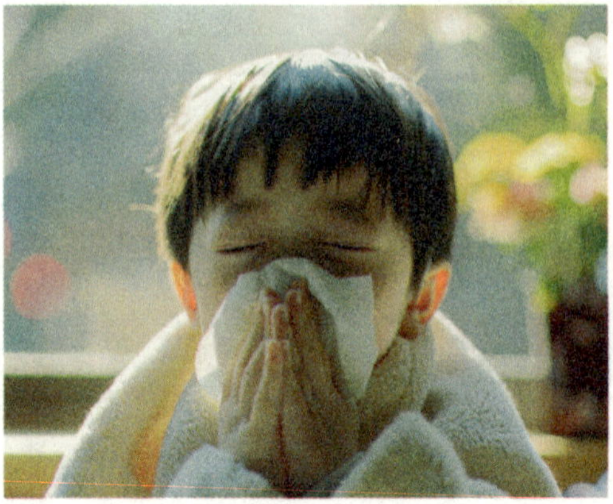

从中医角度讲，脾胃虚弱有两个方面，一个是脾虚，一个是胃虚，一般我们把脾胃虚弱连在一起讲，因为两个器官的功能也是连在一起的。

脾胃虚弱包含了脾气虚、脾阳虚、脾不统血、中气下陷、胃阳虚、胃气虚、胃阴虚及脾胃虚寒等中医证候。其中脾气虚是脾胃虚弱的基本类型，脾气虚是指脾气不足，失其健运所表现的证候。

小儿脾胃虚弱的舌象特征：舌体稍大、舌两边带有齿痕、舌苔白。

舌象胖大成因：当体内水湿增多，脾虚导致水液运化受阻，水液便会在身体各处组织器官泛滥，包括舌头，这时会出现舌体胖大的现象。

齿痕舌成因：脾虚无法运化水湿，除了水湿致舌体胖大外，还会因为舌体发胖而压在牙齿而出现齿痕。

1. 不良饮食习惯是脾胃虚弱的主因

有句俗语“能吃是福”。在许多长辈的观念中，孩子应该多吃，只有吃得白白胖胖才可爱。然而，他们却忽视了孩子的胃容量有限，消化功能发育也不完善的事实。吃太多很可能会对孩子的肠胃造成负担，不仅食物营养吸收不好，还会损害孩子的脾胃，最终影响其生长发育。

此外，还有一些孩子虽然没有被过度喂养，但是饮食习惯和饮食规律非常不健康。有些孩子挑食严重，但父母却不以为然。久而久之，孩子体内蛋白质和维生素严重缺乏，虽然胖，但体质虚弱，抵抗力差，经常生病。

另外，有些孩子吃饭特别不规律，经常不吃早饭，晚上又大吃大喝，有时候半夜还会吃一顿。这种不规律的饮食习惯会破坏孩子的身体平衡，容易引起消化不良和积食，损害孩子的健康。

2. 喜贪寒凉、缺乏运动

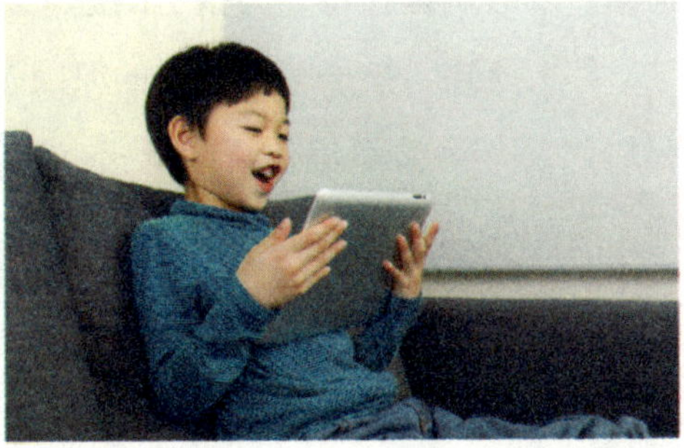

在中医的理论中，人体的脾胃喜欢温暖而害怕寒冷。换句话说，寒凉是脾胃健康的大敌。如果在日常生活中过度贪凉，尤其是忽视了保暖措施，这也会对孩子的脾胃产生不良影响。特别是在一些大城市，许多孩子都喜欢在室内玩游戏或看电脑，这样长时间坐着不动，运动量不足，缺少亲近大自然，导致食物在肠胃中积聚，不利于消化吸收，从而引发脾胃虚弱的问题。

3. 情致悲伤

孩子脾胃虚弱的原因有很多，其中，思虑过度也是小儿脾胃健康的大敌。现如今，孩子们的学习任务都比较繁重，生活中往往也是考试不断，若总是处于紧张的学习状态下，难免会伤脾胃，出现脾胃虚弱的情况。尤其多发于忧郁、过于内向、精神紧张、压力过大的儿童。

4. 先天体弱多病

孩子的脾胃虚弱问题与其先天遗传因素密切相关。在日常生活中，部分儿童属于早产儿，或者其父母身体较为虚弱，因此先天性脾胃虚弱体质的发生率相对较高。

如果孩子经常生病且未及时治疗，或者治疗不当，某些疾病的损伤也会对脾胃造成影响，从而导致脾胃虚弱的情况出现。此外，如果孩子经常服用清热解毒类的药物，如含有黄芩和栀子的药物，也容易导致脾虚。因此，建议在医生指导下合理使用儿童健脾消食药物，及时调理脾胃，为孩子的健康成长提供保障。

综上所述，孩子脾胃虚弱的原因多种多样，主要包括饮食不当、起居因素、运动不足、情绪低落、先天遗传因素以及体弱多病等。为了有效预防孩子脾胃虚弱的发生，建议平时养成良好的饮食习惯和生活习惯，保持规律的作息时间，适当增加运动量，亲近自然，保持良好的心态。

几种有代表性的儿童脾虚舌象

在本章的第一节提到了舌体胖大是儿童脾虚的典型舌象特征之一。而中医讲究辨证施治，除了脾虚之外，每个孩子的具体情况不同，舌象也存在差异，所以需要家长进行具体分析。下面列举儿童脾虚兼有其他症候的几种舌象，以供家长参考。

1. 脾虚湿盛型

舌象特征： 舌体胖大、舌苔斑驳、舌边有齿痕。

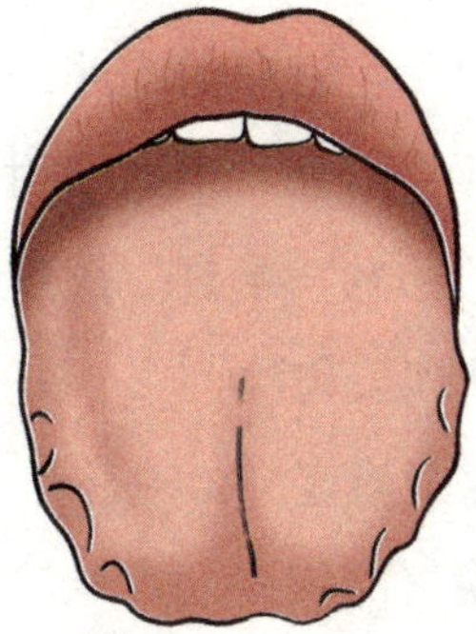

舌象诊断： 舌体胖大表明孩子的脾虚，而边有齿痕说明孩子的体内湿气重。舌苔斑驳，就是有些地方舌苔脱落了，表明胃气虚弱，总体判断为湿气重、脾胃虚弱、脾胃失调。

调理建议： 脾是运化水湿的，脾虚者，运化不利，湿排不出去，堆积在体内，长此以往就变成“内湿”。脾虚带湿，湿邪困阻气机，气机不畅就会觉得身体累、没精神、肚子发胀。所以，很多孩子会出现腹部胀闷、饮食无味、嘴中淡淡的，甚至恶心想呕的情况。同时有大便不成形、腹泻等症状也就容易理解了。所以需要排湿气、养脾胃。

建议给孩子多吃健脾胃和去湿气的食物，山药健脾止泻、白扁豆健脾利湿、陈皮健脾理气，对于脾虚有湿的孩子来说，是比较好的代茶饮。还有薏米、赤小豆熬汤也有很好的去湿气作用。另外，不要让孩子吃冰凉及油腻、难消化的食物，比如甜品、肥肉、煎炸食物等。

2. 脾虚湿热型

舌象特征： 舌体胖大，舌红、苔黄厚或白腻，舌头上有小红点。

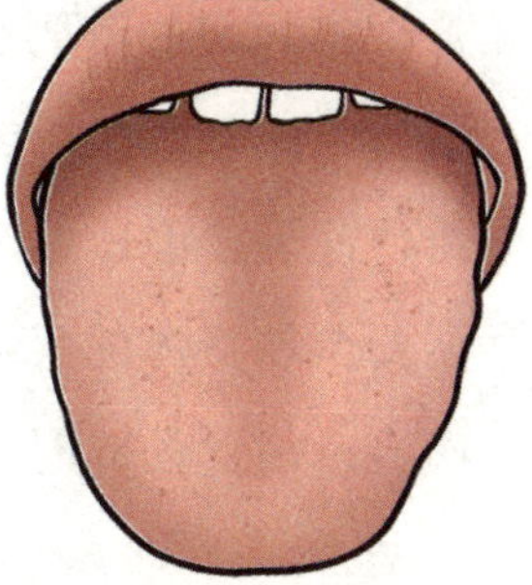

舌象诊断： 舌体胖大表明脾虚，而黄是热的反映，腻是水湿的象征，

舌体有小红点更表明孩子内热加剧。

调理建议：对于脾虚湿热型，采取的策略应以清热化湿，理气和中为主。治疗的顺序是首先缓解内热，随后强化脾胃功能。可以采用药物治疗，例如使用清中汤。该方剂中的黄连和栀子具有清热化湿的功效，半夏、茯苓和白豆蔻则有助于健脾祛湿，而陈皮和甘草能够理气和胃。

对于热盛便秘的患者，可以加入金银花、蒲公英、大黄和枳实；若出现气滞腹胀的症状，则可添加厚朴和大腹皮。如果存在寒热互结、干噫食臭、心下痞硬（胃脘部堵塞满闷不适）的情况，可以考虑使用半夏泻心汤并适当加减。

3. 脾虚兼积食

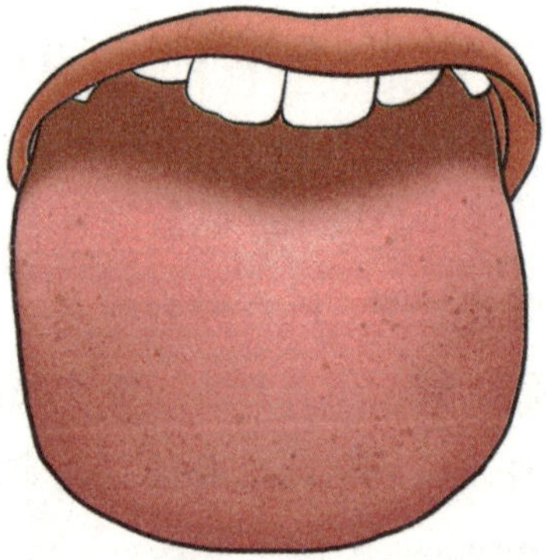

舌象特征：舌体胖大，舌中间苔厚或有红点。

舌象诊断：舌苔白厚表明有积食，舌体胖大为脾虚，如果中间隐隐有红点，则有内热。

调理建议：脾虚可能导致积食，而食物积滞同样可能诱发脾虚。积食通常是表象，较易处理；但脾虚是根本问题，需要逐渐调养。对于这类情况，我们需先消解积食，再补充脾气。可以给孩子准备健脾消食粥。粥的材料包括山楂、山药、莲子。山楂可消食，山药和莲子主要用来健脾，因为山楂消食需要调动身体的气血，脾胃为气血生化之源，所以对于脾虚的孩子而言，消食的同时健脾，效果会更好。另外，少吃有刺激性和难以消化吸收的食材，如香辣、生冷、煎炸的食品。

4. 脾虚兼气虚型

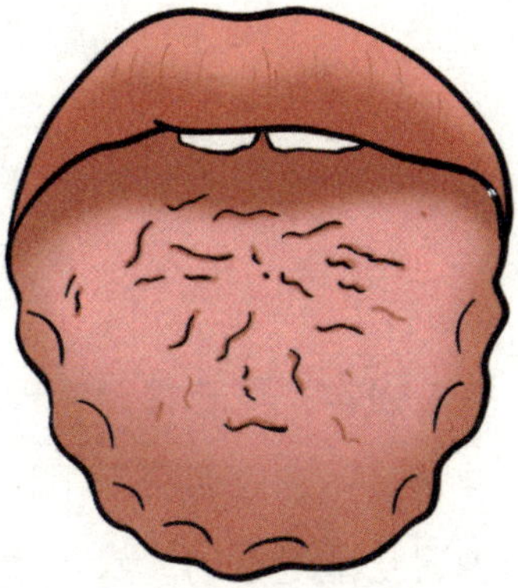

舌象特征：舌体胖大，舌苔斑驳，舌色淡白。

舌象诊断：舌体胖大表明脾虚，而舌苔斑驳表明肾气不足，舌色淡白表明气血不足。如果孩子出现这种舌象，则说明孩子脾胃失调，且气血不足。

调理建议：为了改善孩子的脾胃虚弱和气血不足，应当从调理脾胃入手。推荐食用有助于补脾益胃的食品，如黑米、芹菜、韭菜等，以及新鲜的水果，包括苹果、香蕉、芒果、猕猴桃和西红柿等。中医认为黑米味甘，性平，入脾、胃、肾经，能够补益脾胃、滋养肝肾、明目活血。而且“五色入五脏”，黑色入肾，黑色食物在补养肾脏上大有裨益，而黑米性味平和，兼顾脾胃，尤其适合孩子补养肾气。此外，应保证孩子日常饮食的均衡与营养充足，并尽量选择清淡且易于消化的食物，同时避免食用寒凉食品，以减少对脾胃的刺激。适当的体育锻炼也是必不可少的，以增强体质。

孩子脾胃虚弱应如何调养

中医强调："脾胃乃后天之本，主司运化水谷精微，是气血生化的源泉。"这表明脾胃不仅是人体的基础，也是健康的根基。只有当脾胃功能健全时，身体才能有效地吸收营养，促进生长发育。因此，脾胃虚弱可能导致多种疾病。为了呵护孩子娇嫩的脾胃，并帮助他们更有效地吸收食物中的营养，家长可以学习一些针对脾胃虚弱的调理技巧，以下从四个方面帮助孩子调理脾胃：

饮食调理

给孩子食用一些清淡的食物，如山药小米粥、蒸红薯和煮软的面条，这些食物易于消化，并有滋养脾胃的作用。同时，应避免过量摄入油炸食品和高糖零食等难以消化的食品。此外，要注意孩子的饮食习惯，避免无节制的饮食，不能让他们养成暴饮暴食的不良习惯。

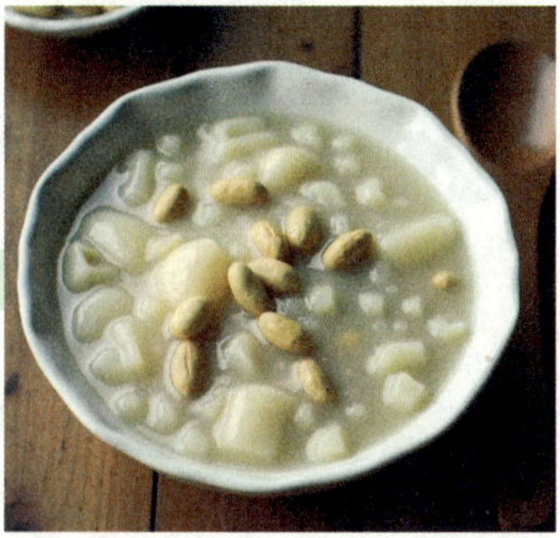

花生粥

材料： 花生仁 45 克，大米 100 克，山药 30 克，百合 15 克。

制作方法：在锅中加入足够的水，烧开。将大米、花生仁、山药和百合加入锅中。用大火煮沸后，转小火慢煮约30分钟，期间要经常搅拌，以防粥粘锅。当粥变得黏稠时，加入冰糖，继续搅拌至冰糖完全融化。关火，盛出即可享用。

功效：具有健脾开胃、滋阴润燥的功效。

豆枣粥

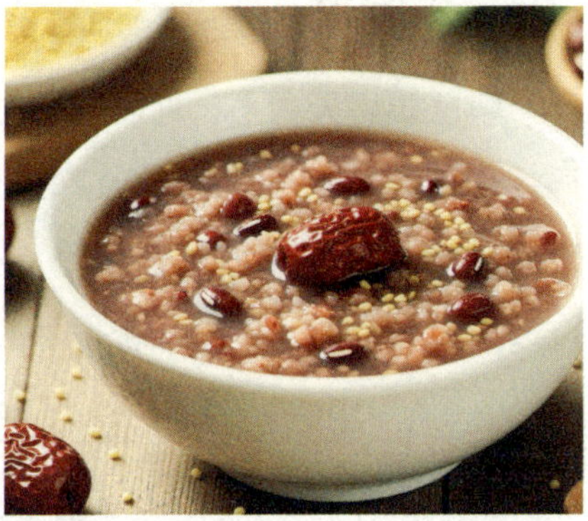

材料：赤小豆50克，小米100克，大枣10颗。

制作方法：将赤小豆提前浸泡在水中，最少4个小时，最好能浸泡一夜。将小米清洗干净，大枣去核。将赤小豆、小米、大枣一起放入锅中，加入约800毫升清水。先用大火煮沸，然后转小火，慢慢煮至赤小豆和小米完全熟软。可以根据个人口味加入适量的糖。

功效：小米营养价值很高，含有丰富的蛋白质、脂肪、碳水化合物、维生素B_1、维生素B_2、钙、铁等营养成分，和大枣、赤小豆搭配起来可温和养胃。

山药南瓜粥

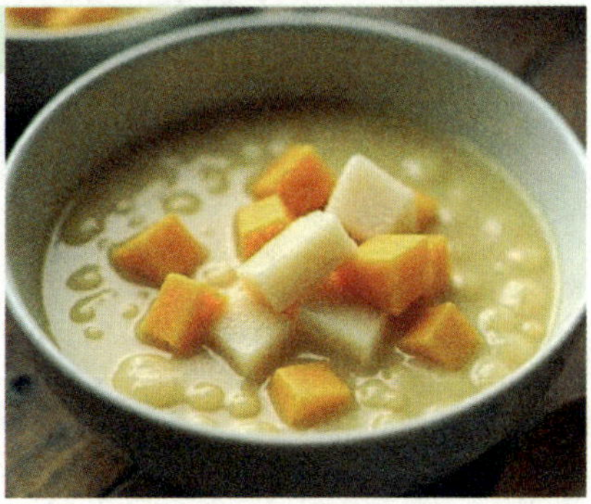

材料：大米100克，南瓜200克，山药150克。

制作方法：将大米清洗干净，浸泡30分钟，然后沥干水分。南瓜和山药去皮，洗净，切成小块。在锅中加入适量清水，大火煮开。先放大米，用大火煮至米粒开始膨胀。再加入山药块和南瓜块，转小火继续煮至所有食材软糯。

功效：具有健脾养胃、润肠通便的功效。南瓜中的果胶可以促进胃肠道蠕动，而山药则有助于益气健脾、润滑肠道。适合脾胃不和、大便干硬的儿童，也适合需要滋养肠胃的成人。

中药调理

脾胃为后天之本、气血生化之源，凡饮食失调、劳累过度，或因病耗伤脾胃之气，皆可导致脾胃虚弱，出现食欲不振、面色萎黄、形体消瘦、四肢无力、少气懒言、浮肿等症状。除了食疗以外，还可以用中药给孩子平补脾胃。

沙参麦冬扁豆粥

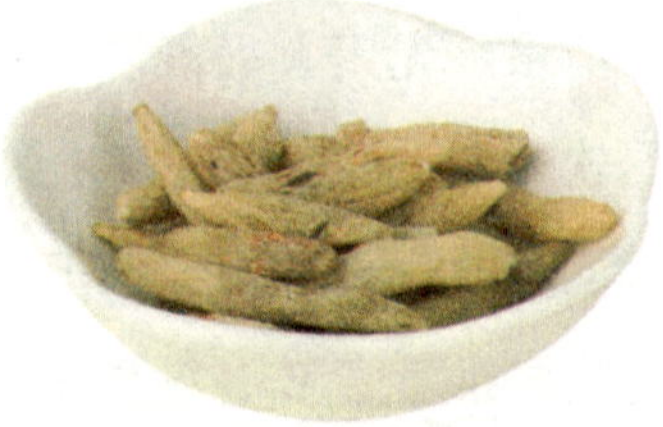

材料：沙参 10 克，麦冬 10 克，扁豆 15 克，大米 50 克。

制作方法：取沙参、麦冬，加水煮 20 分钟，取汁。将得到的药汁加入粳米和扁豆，一同煮成粥（为保持药效的充分释放，建议先煮沙参和麦冬 20 分钟后再加入大米和扁豆）。

功效：具有滋阴润燥、养胃生津的功效，特别适合在秋、冬季食用。对于足心热、大便干燥、阴虚的孩子有很好的调理作用。

益胃饮

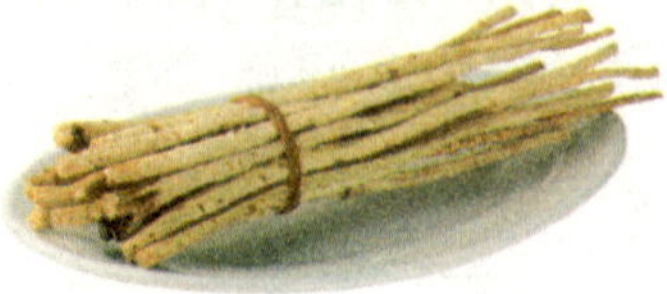

材料：沙参 10 克，玉竹 10 克，桔梗 5 克，麦冬 10 克，生地 15 克，瘦肉

100克。

制作方法：确保所有食材都已清洗干净。将所有材料放入锅内，加入4碗清水，煲1个小时。为了确保药效的充分释放，建议先浸泡药材20分钟，再开始煲煮。

功效：沙参、玉竹等药材能够滋润肺部、养胃生津，对于缓解干燥症状和调理脾胃有很好的效果。同时，瘦肉能够补充营养，增强体质。每周饮用1 ~ 2次，能够滋润身体，促进消化，增强免疫力。

茯苓粥

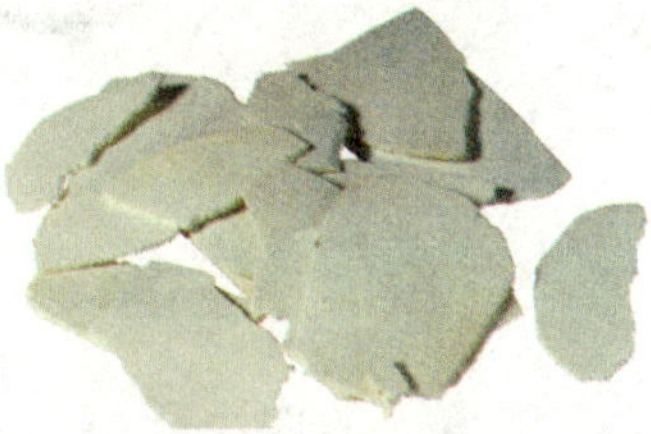

材料：茯苓10克，芡实10克，熟薏苡仁10克，白莲子10克，小黄米40克，山药100克。

制作方法：将所有食材倒进锅中，加入适量的清水，煮50分钟左右，直到食材变软烂。

功效：具有健脾养胃、利湿排脓的功效，特别适合1岁以上的孩子食用。茯苓、山药等药材能够健脾益气，薏苡仁、芡实则能利湿排脓，白莲子能够清心养神，小黄米能够补充能量，增强体力。经常食用，能够调理脾胃，促进消化，增强免疫力，缓解湿气重的问题。

按摩调理

为了给孩子养护脾胃，除了依赖中药治疗和注意饮食之外，我们同样可以通过按摩特定的穴位来进行调理。按摩既简单易行，又无需额外开支，且可在家中轻松实践，避免来回奔波，何乐而不为呢？

1. 捏脊法

让孩子俯卧，背部平直放松。捏脊人站在后方，用食指中节和拇指侧面抵住孩子尾骶部，大拇指与食指相对，向上捏起皮肤，沿脊柱两侧自长强穴推捏至大椎穴，重复3次。之后用拇指自上而下揉按脊柱两侧3～5次。

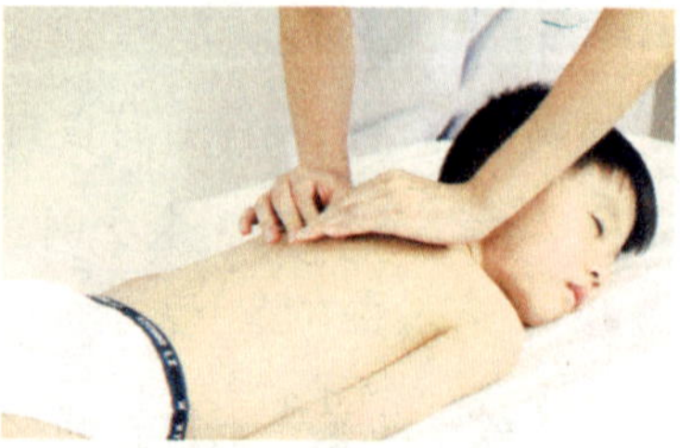

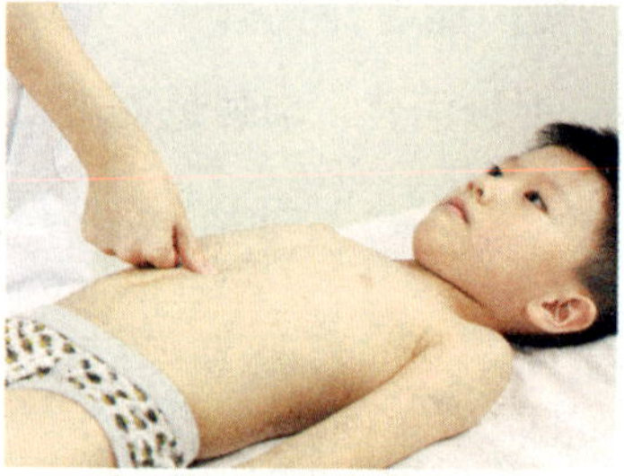

2. 按揉中脘穴

中脘穴位于上腹部的前正中线上，距离脐中上方4寸。建议使用手掌进行揉按，每次持续5～10分钟，每天进行2～3次。

3. 按揉足三里穴

将孩子的四个手指放在膝盖外边圆形凹陷处，第五指下面就是足三里穴，按摩时可一手固定孩子腿部，另一只手用大拇指轻轻按摩，每次3分钟左右。

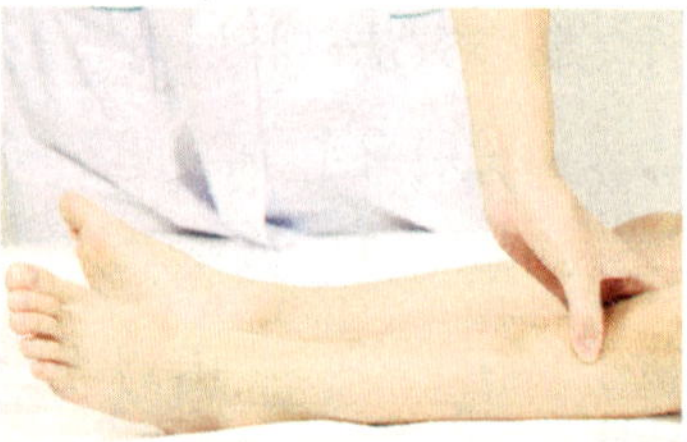

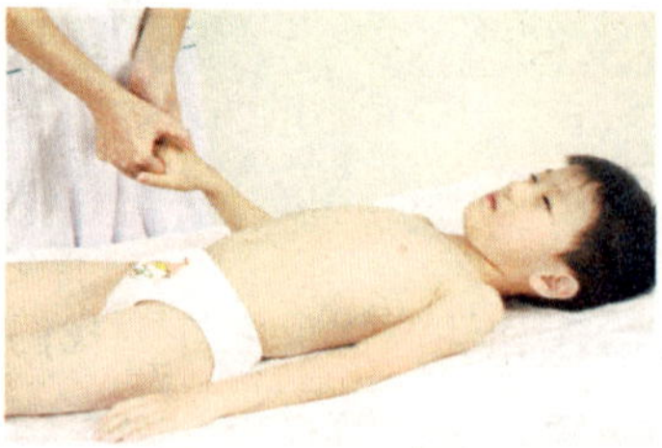

4. 揉外劳宫穴

按揉外劳宫穴，外劳宫穴位于手背第二、第三掌骨间凹陷处，家长可用拇指指腹按揉孩子外劳宫穴3分钟。

日常护理

调整脾胃的关键在于为孩子树立正确的生活方式。尽管每个孩子的基础体质、病史和习性各有差异，然而适宜的生活方式却有着共通之处。对于那些感到无从下手的父母来说，可以尝试采纳以下建议。

1. 饮食有节

不要让孩子连续进食，应间隔 3 个小时以上。每餐保持七到八分饱，尤其是 1 ~ 7 岁的小儿，晚餐后不建议再进食。避免过度喂食，有助于保持孩子的消化系统健康。

2. 注意食物不耐受

对于新添加的食物，应逐步引入，每种食物应适应至少半个月，避免一次性添加多种食物，以减少不耐受的风险。如果孩子对某种食物严重不耐受，最好在 2 ~ 3 个月后再次尝试。

3. 营养均衡

确保孩子摄取各种营养素，包括水果和蔬菜。避免孩子只吃某一种食物。过于精细、偏食或过度摄入酸甜辛辣食物都可能影响脾胃功能，应适当地调整孩子的饮食习惯。

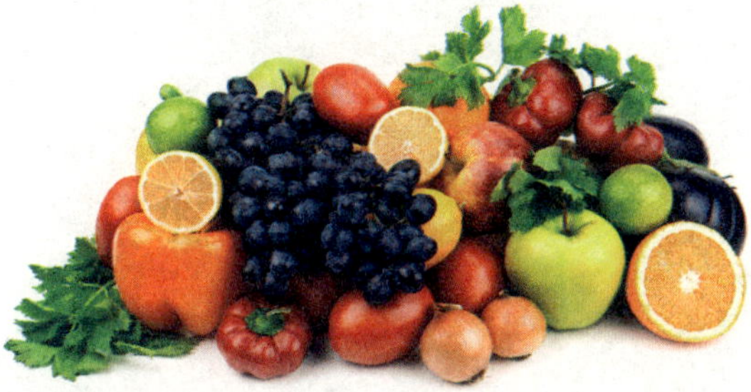

4. 忌生冷

减少或避免给孩子食用过凉的食物和饮料，如雪糕、冷饮和雪梨等。鼓励孩子食用偏温或平性的食物，如苹果、红枣、南瓜等。

Chapter 5

小儿脾胃易患病症的舌象与调养

小儿积食的舌象与调养

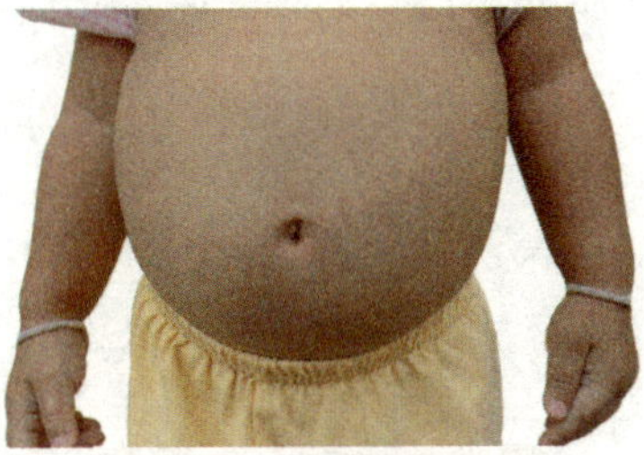

积食，西医称为消化不良，是小儿生长发育过程中很常见的一种病症。中医认为，积食是小儿乳食喂养不当，停聚中脘，积而不化，气滞不行所形成的一种胃肠疾患。表现为不思乳食，脘腹胀满，嗳腐吞酸，甚至吐泻酸臭乳食或出现大便不调。

小儿积食的原因

从中医的角度看，小儿为“稚阴稚阳”之体，其五脏六腑尚未完全成熟，尤其是肺、脾、肾三脏的功能不足最为明显。脾脏是气血生化的源头，负责转化水谷精微。由于儿童正处于生长发育阶段，对代谢的需求旺盛，对水谷精微的需求迫切，因此需要充足的脾胃运化功能。然而，儿童的脾胃娇嫩，形态和功能尚未成熟，导致机体需求与实际情况不协调，运化不畅，容易发生积食。

需要注意的是，儿童消化系统发育的不完善以及脾胃功能的相对较弱是儿童容易发生积食的内在原因。儿童饮食不节制、家长喂养不当以及护理不周全也是导致儿童积食的主要原因。

1. 小儿乳食不节

小儿乳贵有时，食贵有节。但是小儿的自控能力很弱，容易过量或不足饮食，导致饥饱不定、进食不规律。孩子边吃饭边看电视会影响消化和吸收，就容易引起积食。

2. 家长喂养不当

家长过度补充营养，使小儿摄入过多食物，尤其是高脂肪、高蛋白质的食物。给孩子吃不适合的零食会损伤脾胃，容易引起积食。

3. 家长调护不周

天气变化时，小儿衣物和温度调节不当易导致腹部受寒，损伤阳气，影响脾胃功能导致积食。

积食的症状与舌象

孩子如果出现以下症状，可能表明出现了积食：

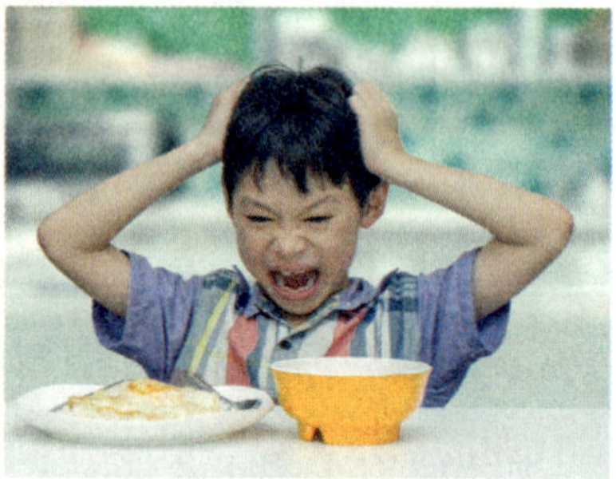

腹部胀满，食欲不振，甚至厌食。口气酸臭，鼻梁和下眼袋发青。抵抗力下降，容易发热咳嗽。大便不畅或拉稀，并伴有酸臭味。睡眠不安稳，翻来覆去，夜间哭闹。如果孩子出现这些症状，需要家长警惕是否是积食问题，并采取相应措施处理。

舌象特征：舌苔白厚，尤其舌部中间更厚。

积食的调养原则

孩子在积食期，饮食和护理都非常重要。首先，不宜给孩子食用生冷油腻、辛辣刺激和高能量难消化的食物，如肉类、蛋类、部

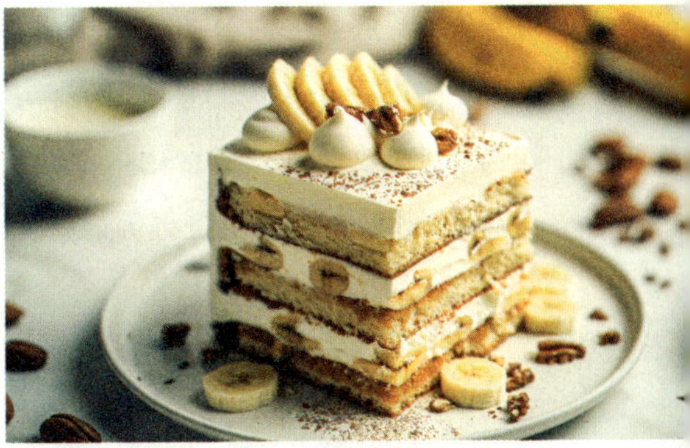

分水果、巧克力、奶油蛋糕等。这类食物会增加肠胃负担，加重积食症状。

同时，需注意鸡肉和牛羊肉等高能量食物在小儿体内消化缓慢，同样会加剧积食。此外，糯米制品如汤圆、粽糕等也不易消化，应减少食用。

在护理方面，家长不宜盲目给孩子服用消食药，以免形成依赖。孩子出现积食症状时，可适量控制饭量，并鼓励孩子进行户外运动，以促进肠胃蠕动。

积食消除后，应逐渐调整饮食，使肠胃逐步适应。同时，积食消除后不宜立即进补，以防肠胃负担加重。总的来说，合理调整饮食和采用正确护理方法是缓解孩子积食的关键。家长需针对孩子的具体情况进行护理和饮食调整，防止积食反复发作。

孩子积食应该怎么吃?

家长要适量地给孩子补充一些肠道的益生菌，能够调节肠道的菌群，促进胃肠道的蠕动，从而增强孩子的消化功能。

尽量多喝水，少食多餐，吃容易消化的食物。蔬菜，如卷心菜、胡萝卜、红薯都有助于缓解积食的情况。同时，也可以通过食疗方进行调理。

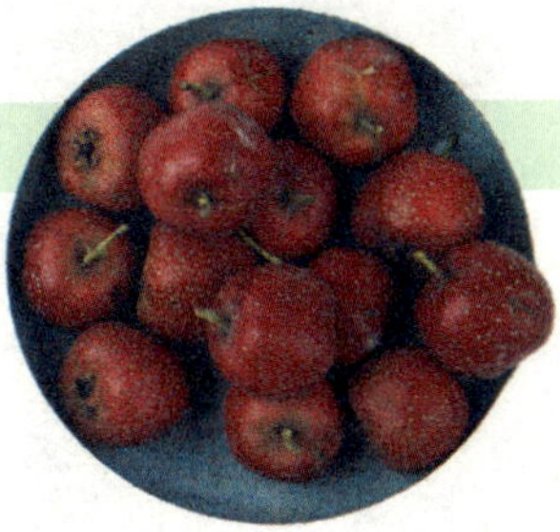

山楂萝卜饮

配料： 生山楂 30 克，白萝卜 250 克。

制法：将白萝卜和山楂洗净切片，放入锅中加入适量清水，大火煮开后转中小火炖半小时即可。

功效：具有消食化积、健胃化痰的功效，可以用于治疗饮食积滞、腹胀、便秘、嗳气等症状。

鸡内金山药粥

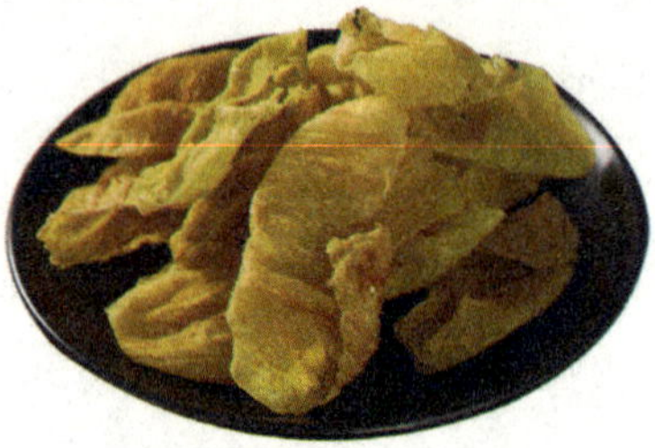

配料：鸡内金 15 克，山药 50 克，粳米 50 克。

制法：将鸡内金烘干研末，粳米加山药煮粥至熟后加入鸡内金末，稍沸即成。

功效：具有健胃消食、固精止遗、化石通淋的功效，适用于消化不良、食积不化、小儿疳积、遗尿、遗精及泌尿系统结石等病症。

焦三仙消食汤

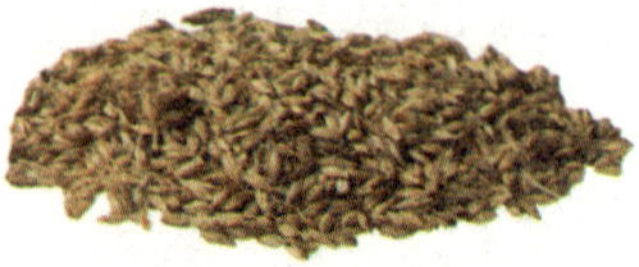

配料：焦山楂 10 克，焦麦芽 20 克，焦神曲 5 克，炒鸡内金 5 克。

制法：将上述药物放入砂锅，加入 500 毫升（约两碗）的水。浸泡 20 分钟，烧开后转小火继续煎煮 15 分钟。离火晾凉即可饮用。

功效：可以消食化积，特别是对肉食和谷物的积滞有明显效果。长期食用可以调理脾胃功能，促进食物的消化和营养的吸收。

按摩缓解积食

对于小儿积食，推拿的主要原理是通过刺激相关的穴位，调整脾胃的功能，促进食物的消化吸收，从而达到消除积食、改善症状的效果。

在开始，手法以轻柔为主，不要为了追求效果而用太重的手法，会让孩子感到疼痛或害怕，一开始要让孩子能适应推拿。

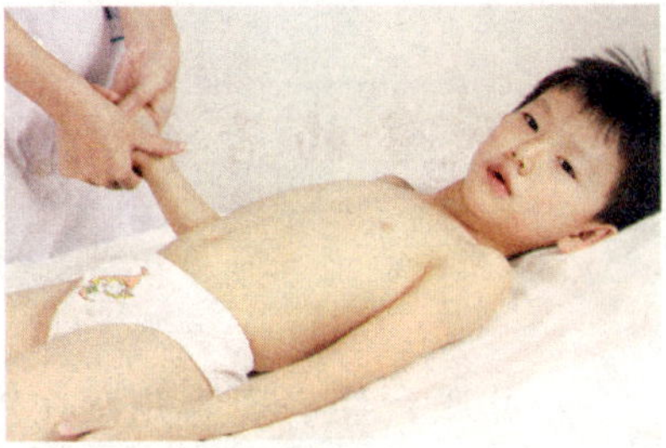

（1）清胃经：用拇指指腹从孩子的腕横纹推至指尖，约推300次。可清胃热、导积滞、止呕逆（小儿胃经位于拇指掌侧的第一节，以及大鱼际桡侧红白肉交界处，其路径从掌根延伸至拇指部位。采用推法操作时，若自掌根向拇指根部方向推动，则称之为清胃经；相反地，若从拇指根部推向掌根，则此手法称为补胃经）。

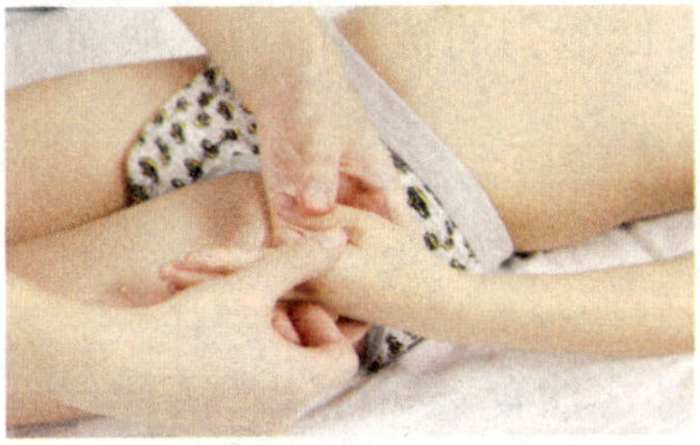

（2）清大肠经：用食指指腹从孩子手掌虎口推至食指指尖，推100 ~ 500次。

（3）揉板门：用拇指揉孩子手掌的大鱼际中部，揉100 ~ 500次。

（4）顺运内八卦：以孩子的掌心为圆心，从中指横纹的内侧2/3与外侧1/3的交界点为半径画圈，需运200次。

（5）推小横纹：用拇指从孩子的食指、中指、无名指、小指关节横纹处向前推动，推100 ~ 500次。

（6）掐揉四横缝：用大拇指指甲逐个掐揉孩子的食指、中指、无名指、小手指第一指关节处的四横纹，来回掐揉10次。

小儿厌食的舌象与调养

小儿厌食症表现为儿童在较长时间内的食欲不振，对食物缺乏兴趣，甚至出现拒食行为。这种情况在 1 ~ 6 岁的儿童中较为常见。根据中医理论，该症状通常被归类为“不思食”“不嗜食”或“恶食”，是儿科中的一种普遍疾病。由于厌食导致的营养摄入不足，不仅常常影响儿童的生长发育，还会降低他们的抗病能力，从而增加患其他疾病的风险。

厌食的发病原因

从中医的角度看，小儿脾常不足，加之饮食不知自调，挑食、偏食，食不按时，饥饱不一，或家长缺少正确的喂养知识，婴儿期喂养不当，乳食品种调配、变更失宜，或纵儿所好，杂食乱投，甚至滥进补品，均易于损伤脾胃。也有原本患其他疾病以致脾胃受损，或先天禀赋脾胃薄弱，加之饮食调养护理不当而成病。

厌食为脾胃病轻症，多数患儿病变以运化功能失健为主，虚象不著，因饮食喂养不当，或湿浊、气滞困脾，脾气失展，胃纳不开。部分患儿素体不足，或病程较长，表现为虚证，有偏气虚、有偏阴虚者。脾为阴土，喜燥而恶湿，得阳则运；胃为阳土，喜润而恶燥，以阴为用。故凡脾气、胃阴不足，皆能导致受纳、运化失职而厌食。

除此之外，孩子厌食还有其他原因：

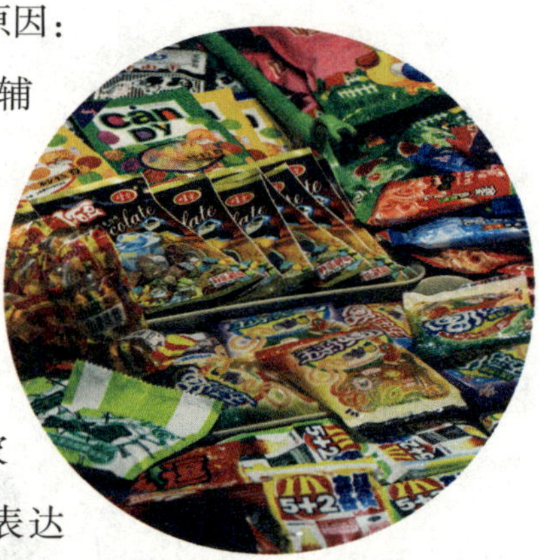

（1）喂养不当：未适时添加辅食、断奶过晚、饮食不规律、过度追求高营养、零食过多等，都可能影响孩子的消化功能和饮食习惯。

（2）精神因素：环境变化、家庭成员的饮食习惯、父母的情绪表达等，都可能对孩子造成心理压力，影响食欲。

（3）疾病与药物影响：疾病可能导致食欲下降，而某些药物可能刺激胃黏膜，引发不适。

（4）微量元素与内分泌问题：缺乏锌、铁等微量元素，或甲状腺功能低下等内分泌问题，也可能引起厌食。

厌食的症状与舌象

小儿厌食最主要、最明显的症状为食欲减退，严重时还会抗拒进食，还容易出现出汗、舌苔淡白、口干、呕吐、便秘、腹胀、腹泻、便血等症状。大部分厌食症孩子都形体偏瘦、精神较差、面色发黄，大便中会有不消化的残渣，大便不成形。

舌象特征：舌胖大，舌色淡白，边有齿痕，舌苔白而布满整舌。

典型特征：食欲减退，胃口不好、不爱吃饭，严重者出现拒绝吃饭的情况。

身心表现：面色苍白或萎黄，没有光泽，精神乏力。

严重症状：代谢与内分泌紊乱，免疫力弱。

厌食的调养原则

为了改善孩子的厌食问题，家长需要采取一系列措施。首先，提供一个安静、舒适、放松的进餐环境至关重要，这有助于消除各种不良因素的刺激，让孩子在愉快的心情下专心吃饭。同时，帮助孩子建立良好的饮食习惯，确保定时定量进餐。

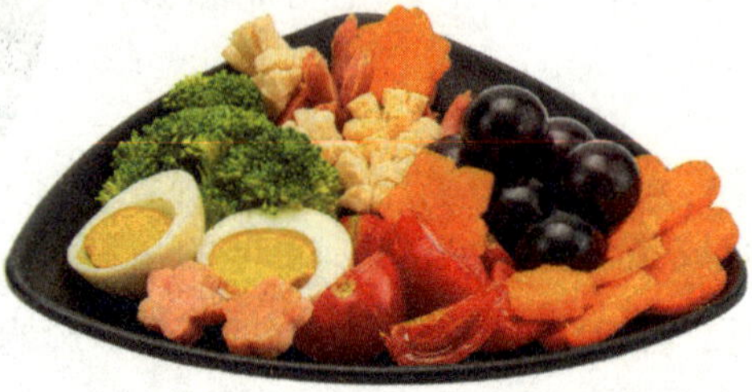

在饮食方面，家长应该注重荤素搭配，确保营养均衡。根据孩子的喜好烹调食物，以刺激他们的食欲。此外，家长应该给孩子树立一个好榜样，避免挑食或偏食的行为，引导孩子尝试各种食物。

为了促进消化和增加食欲，家长应该选择清淡易消化的食物，避免油腻和刺激性食物。同时，控制冷饮和甜食的摄入量，以免影响孩子的食欲。此外，保证充足的睡眠和适量的活动对于促进胃肠道蠕动和增加食欲也非常重要。家长应该鼓励孩子规律作息，劳逸结合，适量参加户外活动。

最后，家长不应该使用补药和补品来弥补孩子营养的不足。相反，家长应该耐心讲解各种食品营养价值，引导孩子健康饮食。通过这些措施，家长可以帮助孩子克服厌食问题，促进健康成长。

孩子厌食应该怎么吃？

小孩子的自控能力差，遇到自己喜欢吃的东西就停不住嘴。如果家长没有做到很好的监护，孩子一不留神就吃了很多东西，无形中加重了肠胃的负担，导致积食发生。孩子出现积食的问题后，不仅要调整饮食习惯，还可以通过食疗方进行调理。

可以让孩子适当多吃健胃消食类的食物，如山楂片、北沙参、甘蔗汁等。避免把甜食当奖励给孩子吃，这样会影响孩子的正餐。

蜂蜜萝卜

材料： 白萝卜 150 克，蜂蜜 10 克。

做法： 将白萝卜彻底清洗干净后，将其切成条状或丁状。在铝锅中倒入清水，待水烧开后，加入白萝卜继续加热至再次煮沸。此时，可以将白萝卜捞出并沥干水分，然后晾晒半天。接着，把白萝卜重新放入铝锅内，加入蜂蜜用小火慢炖，边煮边搅拌以确保均匀混合。煮匀后，取出白萝卜让其自然冷却。

功效： 促进消化，舒缓胃肠道胀气，缓解食积。润肠通便，改善便秘。

山药陈皮山楂水

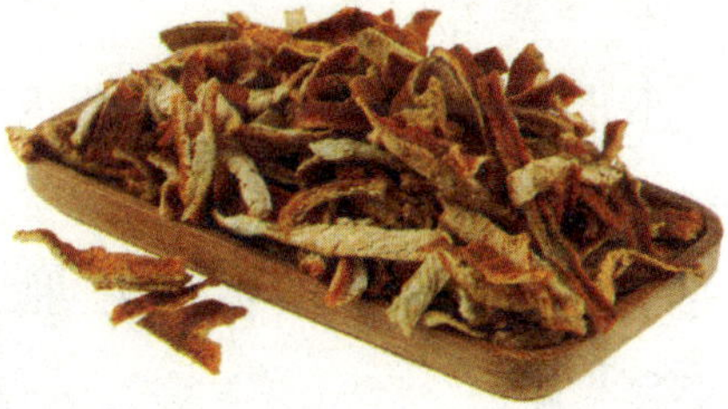

材料： 山药 5 克，陈皮 5 克，山楂 5 克。

做法： 将山药、陈皮和山楂放入锅中，加入 800 毫升水。煮至 500 毫升后，即可过滤药渣，冷却后可以当饮料来喝。

功效： 具有健脾益气、消积化食、开胃、补脾胃的功效。其中，山药能够健脾胃，陈皮可以理气，山楂有助于开胃化积。

扁豆薏苡粥

材料： 扁豆 20 克，山药 15 克，薏苡仁 10 克。

做法：将扁豆、山药、薏苡仁等材料洗净，一同放入砂锅。加入适量的水，煮沸后转小火，直至煮成粥。

功效：此粥具有和中健脾、消暑化湿的功效。

鲫鱼汤

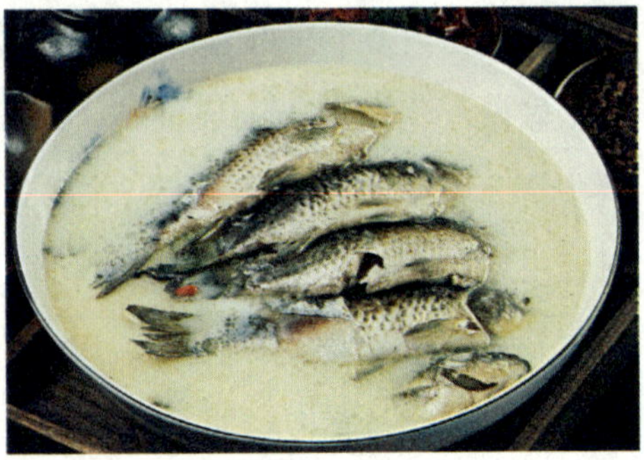

材料：鲫鱼1条，生姜30克，胡椒1克。

做法：生姜切片与胡椒一同塞入鱼肚内。在锅中加入适量的水，大火煮沸。放入处理好的鲫鱼转小火，慢炖至鱼肉熟透，汤色变白为佳。

功效：具有补充营养、健脾开胃、消食化积、驱寒暖身、缓解疲劳的作用。

按摩缓解积食

小儿积食主要为儿童的肠胃内乳食积聚、无法消化，导致腹部胀满或疼痛、食欲减退、大便异常。这种情况通常是由于孩子摄入了过量的生冷或油腻食物所致。推拿治疗食积的原则在于消食导滞和健脾益胃。

1. 清大肠经

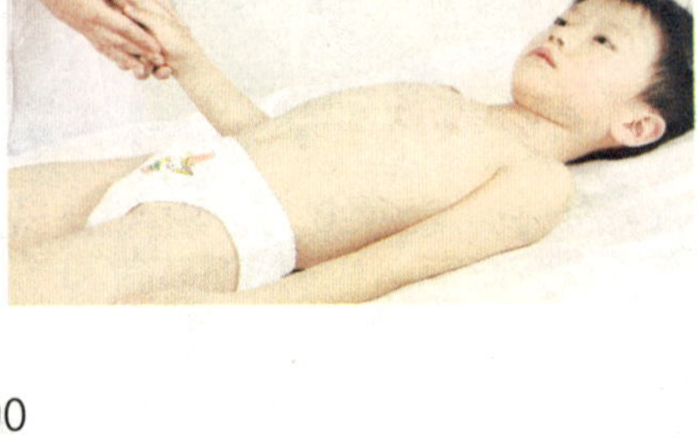

大肠经在手部映射于食指桡侧面，从食指指端至虎口的一条直线。用拇指螺纹面从孩子手掌虎口推向食指指尖。操作时间3分钟。

2. 揉板门

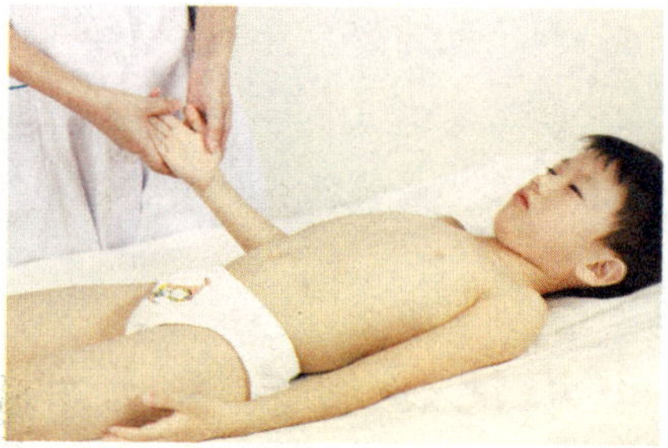

位于手掌面，拇指下，大鱼际肌之中点，重按有酸麻感。用拇指指腹顺时针或逆时针方向揉动。操作时间 5 分钟。

3. 顺运内八卦

以掌心为圆心，从圆心之中指横纹内 2/3 和外 1/3 交界点为半径的圆圈。用拇指指腹顺时针方向轻轻推运。操作时间 5 分钟。

4. 推四横纹

四横纹位于四指第一指间关节横纹处。用拇指桡侧缘或食、中指螺纹面作直线推动。操作时间 3 分钟

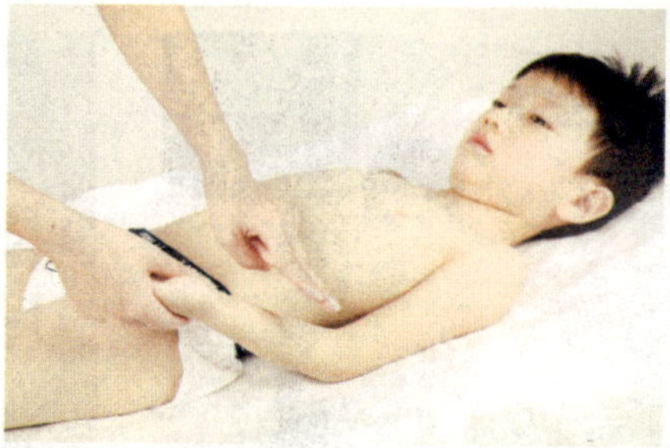

5. 清天河水

前臂正中，总筋至洪池 (曲泽) 成一直线。用食指和中指指腹自腕横纹推向肘横纹。操作时间 3 分钟。

6. 分腹阴阳

自剑突下分别沿肋弓下缘或中脘到脐。用双手拇指自剑突下向两旁分推。操作时间 5 分钟。

按摩提示：给孩子按摩，手法要轻、快，力道要适度，得有一定的渗透力。

小儿便秘的舌象与调养

便秘是指孩子排便次数减少（每周不超过 2 次）、排便疼痛或大便粗硬的现象，排便时可能需要特别用力。便秘是儿童时期的常见症状之一，发生率为 3% ~ 30%，其中 95% 以上的便秘为功能性便秘，且在学龄前儿童中更加常见。

便秘的发病原因

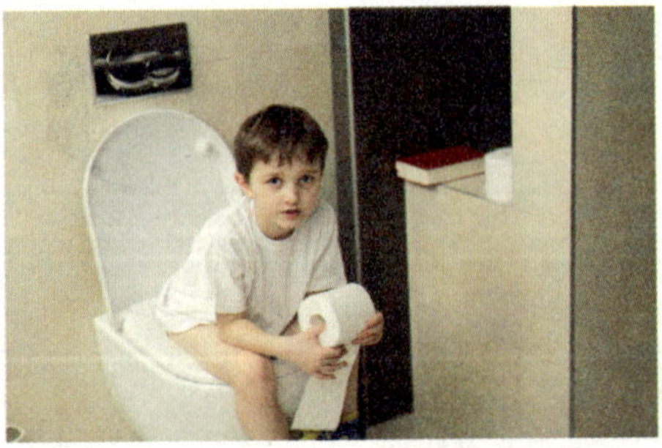

从中医的角度看，孩子经常便秘很多时候是由于脾虚引起的，脾统领着人体的消化系统，孩子脾虚后，水湿运化失调，体内的水液代谢紊乱，所以孩子的大便就特别干燥，导致排便困难，另一方面会导致肠道动力不足，这就会让本身干燥的粪便更难排出体外，所以孩子就经常便秘。

小儿便秘的其他原因

（1）饮食摄入不足：孩子摄入的食物量过少，消化后液体被吸收，余渣少，进入直肠的粪便量就少，对直肠壁产生的压力小，致使直肠壁内的感受器不产生冲动，无排便反射产生。

（2）饮食结构不合理：饮食中蛋白质过多、碳水化合物不足，或食物中纤维素太少，都可能引发便秘。偏食的孩子更容易发生便秘。

（3）生活环境改变：如上幼儿园等，可能导致不适应，有便意又憋回去，久而久之使传导冲动的神经受损，不能产生排便反射。

（4）器质性疾病：存在严重或复发性便秘的孩子，特别是自出生就有便秘的婴儿，应仔细评估是否存在甲状腺功能低下、先天性巨结肠、肛门直肠畸形和囊性纤维化，以及神经或脊髓受损等疾病。

便秘的症状与舌象

便秘分寒热两种：

舌象特征：舌头颜色偏红，舌苔呈现白色或黄色的厚腻状。

1. 热性便秘

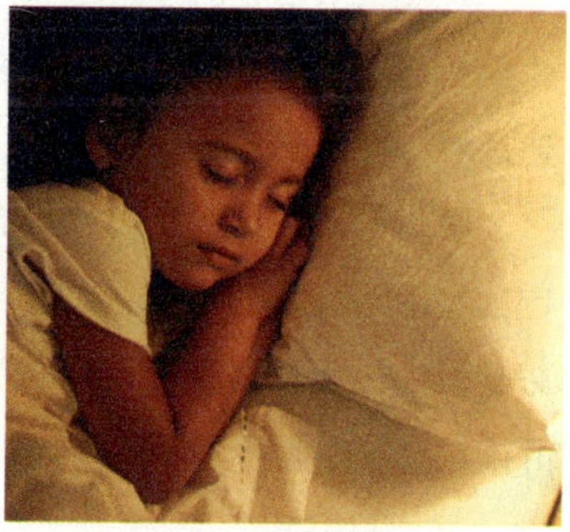

热性便秘的特征包括大便带有较为刺鼻的气味，且便秘的持续时间较短，通常过一段时间后症状会自行缓解。此外，孩子在睡眠中容易出汗，尤其是后脑和背部区域。睡眠质量较差，常有翻身和踢被的行为，同时手足心感觉温热。

2. 寒性便秘

大便干燥且颜色偏黄或显得暗淡，散发出的气味相对较轻，这种情况持续时间较长。通常缺乏正常的排便冲动，每隔几天才勉强进行一次排便；孩子挑食，进餐时间不规律，食欲减退，容易感觉寒冷，手脚常常冰凉；面色看起来黄暗，唇周围或眼睑下方呈现出青紫色、昏暗无光；大多数孩子表现出易疲劳、话语减少，性格倾向于内向，对运动不感兴趣；舌头颜色较淡，舌苔白而厚重。

便秘的调养原则

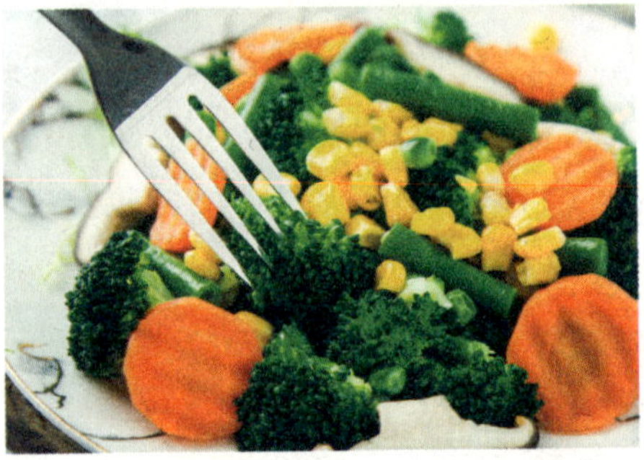

为了有效缓解儿童便秘，家长可以考虑实施以下策略：首先，增加孩子饮食中的膳食纤维含量至关重要。推荐多食用富含纤维的绿叶蔬菜和新鲜水果，例如玉米、小麦、马铃薯、胡萝卜、葡萄、梨和苹果等。建议每日摄入 20 ~ 35 克的膳食纤维。其次，鼓励孩子多喝水至关重要，充足的水分可以帮助软化粪便，从而预防便秘的发生。

如果家中安装的是马桶，建议让孩子采取类似蹲坐的姿势进行排便，这一姿势能够促进耻骨直肠肌的放松，减轻大便梗阻，并且通过增加腹压来促进顺畅排便。

增加运动量，适度的运动也有助于刺激肠道蠕动，如快走和慢跑这类中等强度的活动。经常带孩子去户外呼吸新鲜空气，多晒太阳，增强体质。同时建议在早晨起床后或餐后两小时内尝试排便，并确保孩子注意力集中，避免外界干扰。

孩子便秘应该怎么吃？

便秘通常与日常饮食中膳食纤维的摄入不足有关。膳食纤维属于一种无法被人体消化和吸收的糖类物质，但它能够促进肠道蠕动，从而帮助排便。富含膳食纤维的食物包括粗杂粮、菌藻类以及豆类；如果这些食物的摄入量不足，可能会导致便秘的发生。

如果孩子已经出现便秘的情况，要少吃肉、蛋、海鲜等高蛋白食物，少吃白米饭、白面条等精细食物，因为这些东西可能让孩子的便秘更严重。

芝麻核桃糊

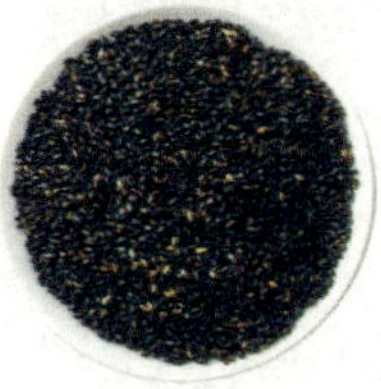

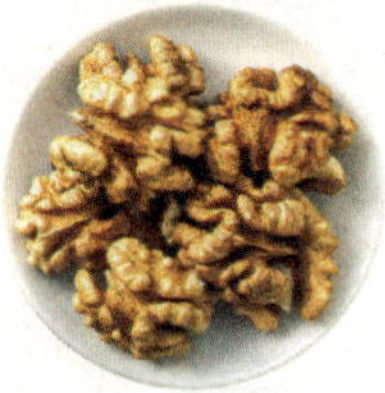

材料：黑芝麻10克，核桃仁15克，糯米粉20克，红糖适量。

做法：黑芝麻、核桃仁慢火炒香脆（切勿炒焦），磨成细末，与糯米粉同放入锅内和匀，加入适量清水、白糖，煮糊。熟透后便可食用。

功效：黑芝麻和核桃仁都富含油脂，可以润燥滑肠，同时黑芝麻有养血作用，核桃仁有益气作用，两者合用可以养血益气，润燥通便。

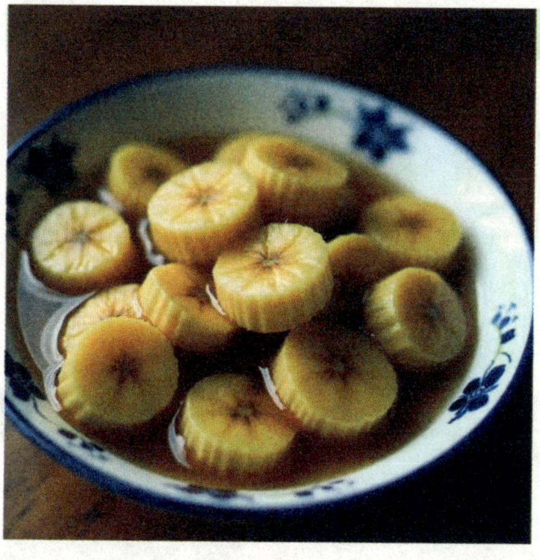

冰糖炖香蕉

材料：香蕉2根，冰糖10克。

做法：香蕉去皮，与冰糖同放入碗内，加少量开水，隔水炖15分钟，便可食用。

功效：香蕉本身就有润肠通便的作用，而冰糖则可以养阴生津、润肺止咳。一同食用可以滋润心肺，缓解便秘。

菠菜猪红（猪血）汤

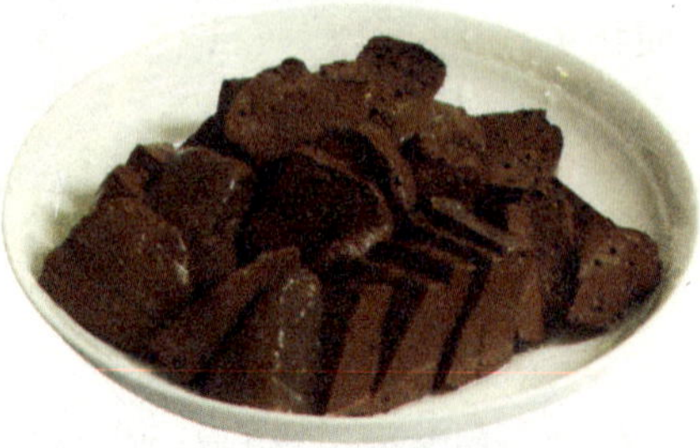

材料： 菠菜 250 克，熟猪血 200 克。

做法： 菠菜洗净切小段，熟猪血切小块，同放入锅内，加适量清水，煮至菠菜熟，以油盐调味便可食用。

功效： 菠菜富含铁元素，有助于补血；猪血也有补血作用，同时可以滋润肠道，缓解便秘。

按摩缓解便秘

便秘对儿童的身体健康产生显著影响，不仅降低患儿食欲，还可能阻碍其正常发育。中医学强调“六腑以通为顺”的理念，突显肠道作为人体主要排毒器官的重要性。当孩子胃肠功能出现失调或减弱时，食物代谢后产生的废物和有害物质无法及时排出体外，长时间滞留在肠道内，导致宿便形成。如果这些宿便不能被及时排出，可能会诱发多种健康问题。

根据小儿生理特点“肝常有余，脾常不足”“肺脏娇嫩”，治疗小儿便秘应补其不足、泻其有余，临床宜攻补兼施，以健脾行气通便为治则。可采用简单易学的推拿手法。

1. 摩腹

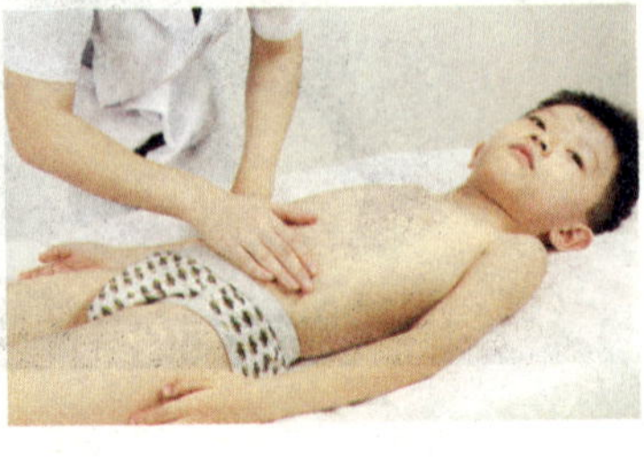

以孩子肚脐为中心，四指并拢，掌指伸直，轻轻放在小儿腹部，围绕

脐周轻轻按压。使用轻柔的力度，以顺时针方向进行环形按摩，按摩过程中，轻轻使腹部向下凹陷0.5厘米左右，持续3～5分钟。

2. 点按、点揉膊阳池穴

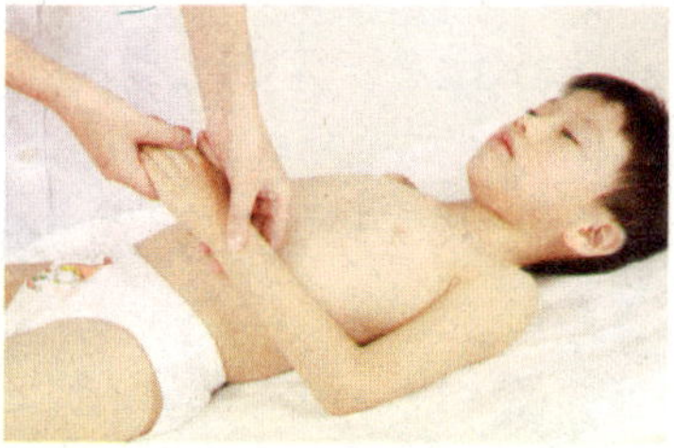

在手的背部，腕横纹上3寸的地方。用拇指的指尖按压这个穴位，每次按压3分钟。

3. 捏脊

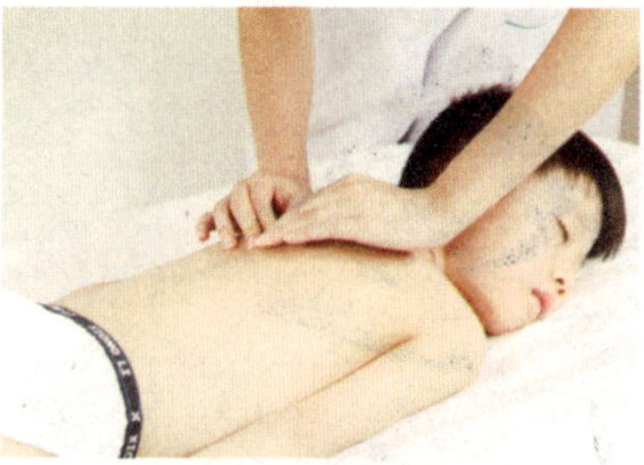

孩子取俯卧位，使用两手的拇指指腹与食指、中指、无名指三指的指腹相应的用劲，捏住脊柱两旁的肌肉，拇指在后，另三指在前，三指向后捻动，拇指向前推动。捏脊可以从尾骶骨开始，缓慢地向上推移到颈后枕部是1遍，每天1次，1次3～5遍。

4. 点按天枢穴

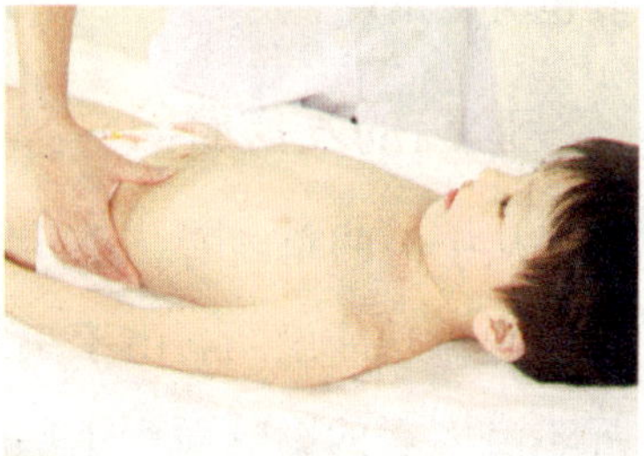

天枢穴位于肚脐两侧，肚脐旁2寸的部位。用食指和拇指的端揉，称揉天枢穴，揉3分钟。

小儿腹泻的舌象与调养

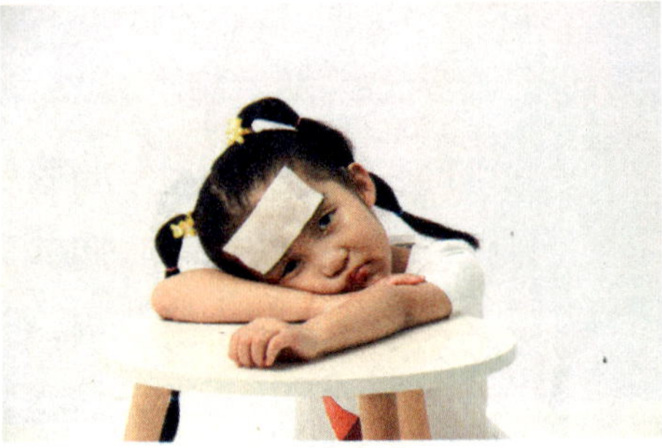

小儿腹泻是一种常见的健康问题，主要特征是消化道症状，例如排便次数增加、便量增多以及便质比平常更为稀薄。此外，患儿可能还会经历恶心、呕吐、腹痛、腹胀和食欲减退等症状。在病情加重时，儿童可能会出现发热、精神萎靡甚至昏迷的现象；同时，脱水的迹象如尿量减少和口渴不安也可能出现。

腹泻的发病原因

从中医的角度看，小儿腹泻的主要成因包括外邪侵袭、饮食不当及脾胃功能虚弱。由于小儿的脏腑较为娇嫩，因此，更易受到外界不良因素的影响而产生疾病。饮食不节会干扰脾胃的正常功能，导致水谷运化失常，进而造成水湿内停，湿邪困阻脾脏，使得水谷的精华与糟粕无法分离，并最终通过大肠排出，引发频繁排便或水样便。这正符合中医所说的“湿盛则濡泻”理论，从而认为脾虚湿盛是小儿腹泻的根本病因。

腹泻还有其他原因：

（1）喂养不当：包括转奶过快、饥饿或过度喂养、食物生冷或奶液过凉以及添加辅食不当。

（2）感冒：感冒受凉则与季节交替和天气变化有关，气温低身体受凉、消化液分泌减少和温差大等因素都可引起腹泻。

（3）病菌与病毒感染：特别是细菌感染，在夏季较为常见，常表现为发热、便次增多等症状。

（4）过敏：由于肠黏膜屏障功能减弱或丧失，使得抗原进入人体引发腹泻。

（5）乳糖不耐受：乳糖不耐受则与先天性乳糖酶缺乏或活性低有关，导致无法消化摄入的乳糖，引发腹泻等症状。

腹泻的症状与舌象

腹泻在中医被称之为“泄泻”，在《症因脉治·脾虚泄泻》中就记载“脾虚泄泻之证，身弱怯冷、面色萎黄、手足皆冷、四肢倦怠、不思饮食、时泻时薄”。

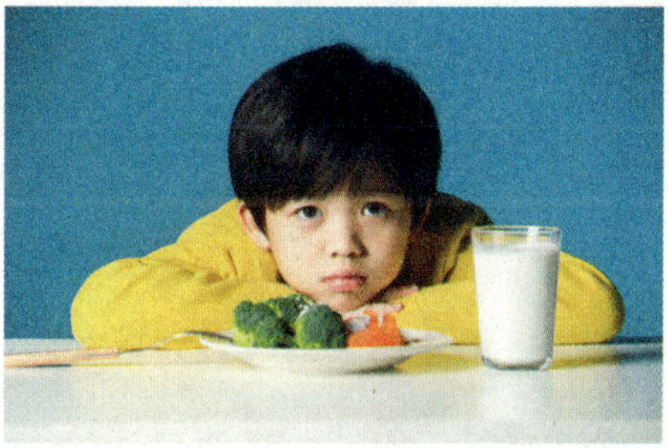

脾虚泄泻证见大便时溏时泻，迁延反复，完谷不化，饮食减少，食后脘闷不舒，稍进油腻食物则大便次数增多，尿少或黄赤，面色萎黄，身重胸满，神疲倦怠，舌淡苔白，脉细弱。小儿脾虚泻，症见久泻不愈，或时泻时止，食欲不振，神疲面黄，睡时露睛等。脾肾阳虚所致的五更泄，主要表现为泄泻，多在黎明之前腹部作痛、肠鸣即泻、泻后则安、形寒肢冷、腰膝酸软等。

舌象特征：舌质淡白，舌苔薄白。

腹泻的调养原则

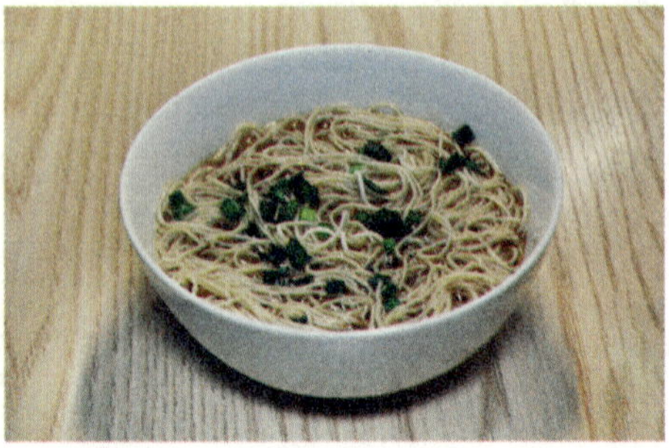

腹泻期间，患儿的饮食应以低蛋白质、低乳糖和低脂肪为主，选择易于消化的半流质食物，如稀粥、面条、馒头等，有助于减轻胃肠道的负担。同时，要避免给患儿食用生冷、刺激的食物，如辛辣、油腻、过冷、过热的食物，以免加重腹泻症状。另外，高糖、高脂肪的食物也要避免食用，因为它们可能加重腹泻。

对于月龄较小的孩子，母乳喂养是较好的选择。但要缩短每次喂养时间，并采取少量多次的喂养方式。对于人工喂养的6个月以下孩子，可以将奶粉或牛奶用水或米汤稀释后喂养，以确保孩子获得足够的营养。此外，孩子应遵循少食多餐的原则，从稀到稠、从少到多逐渐增加饮食的量和稠度。

腹泻期间需预防孩子脱水

当孩子急性腹泻时，频繁的腹泻可能导致身体脱水。若不及时补充水分和电解质，可能会导致一系列健康问题，从头晕无力到虚脱，甚至休克和昏迷，对生命构成威胁。因此，当孩子出现呕吐和腹泻时，不应轻视，应尽快带他们去医院接受治疗，以控制症状并预防脱水的发生。

对于脱水的症状，轻度脱水会使孩子变得烦躁、哭闹，口渴并减少排尿，皮肤略显干燥。而中重度脱水则表现为精神状态差、嗜睡或昏迷，四肢无力，口舌干燥，眼泪减少或无泪，皮肤明显凹陷，尿量极少或无尿。此外，孩子可能会迅速消瘦和体重减轻。

在处理腹泻时，应确保孩子能够摄取足够的水分和电解质。如果孩子感到口渴，可以让他们饮用口服补液盐冲兑的电解质液和白开水。重要的是，除非医生建议或提供工具，否则不要在家尝试自制电解质液配方，包括自制糖盐水等。

另外，未经医生的指导，不要擅自给孩子使用止泻药。在明确腹泻的原因之前，擅自使用止泻药可能会带来生命危险。

孩子腹泻应该怎么吃?

在腹泻期间，患儿应避免食用高蛋白质的食物。比如鸡蛋在腹泻初期是不建议食用的，因为相对难消化。瘦肉粥在拉肚子期间也不建议食用，因为它可能影响消化功能，甚至加重腹泻。

建议给患儿食用清淡的粥类食物，如小米粥或蔬菜粥等。此外，要避免食用凉性的水果，如西瓜、梨、香蕉等，可以选择平性或热性的水果，如苹果。蒸苹果是一个很好的止泻食物，可以给患儿食用。

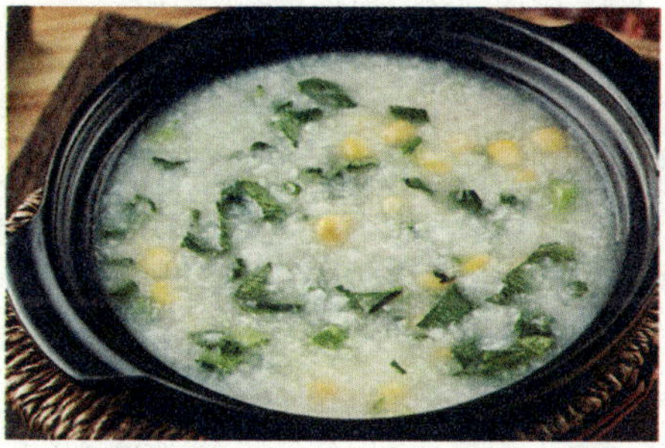

山药粥

材料：大米 50 克、山药细粉 20 克。

做法：将大米清洗干净，浸泡 30 分钟后备用。在锅中加入适量清水并烧开，然后加入大米煮至沸腾，接着加入山药细粉，一起煮成粥即可。

功效：具有健脾的功效，特别适合小儿慢性腹泻者食用。山药中含有淀粉酶、多酚氧化酶等物质，有助于脾胃消化吸收。

胡萝卜粥

材料： 粳米 100 克，胡萝卜 1 根。

做法： 将胡萝卜彻底清洗干净并削去外皮，然后切成小丁状；同时，将粳米也洗净备用。接下来，将处理好的胡萝卜和粳米一同放入锅中，倒入适量清水，用大火烧开。最后，转小火慢炖，直至煮成粥状即可。

功效： 胡萝卜属于碱性食物，富含的果胶成分有助于大便成型，并且能有效吸附肠道黏膜上的细菌与毒素，因此它是很好的抗腹泻食品。

糯米固肠粥

材料： 糯米（炒）30 克，山药 15 克，胡椒末少许，白糖适量。

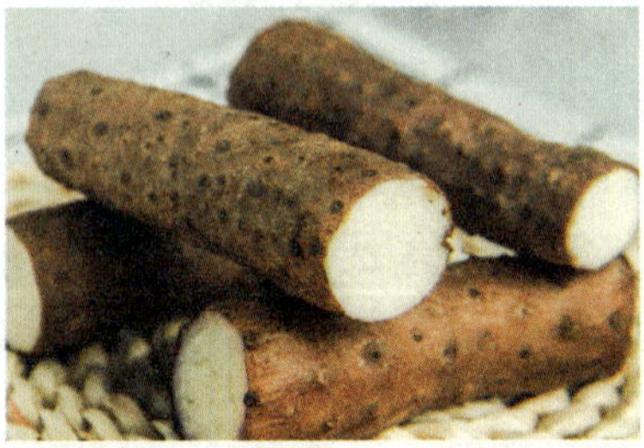

做法： 糯米与山药共煮至熟，之后撒上少量胡椒粉并加入适量白糖，温热后食用。

功效： 健脾暖胃、温中止泻，适用于脾胃虚寒的患儿。

芡实山药糊

材料： 芡实 100 克，山药 300 克，糯米粉 300 克，白糖 50 克。

做法： 芡实和山药经晒干处理后，被研磨成细腻的粉末，接着与糯米粉和白糖混合均匀。使用时，取适量混合物加入冷水调至稀糊状，随后加热直至熟透，制成芡实山药糊。建议每日早晚在空腹时，以温热状态食用。

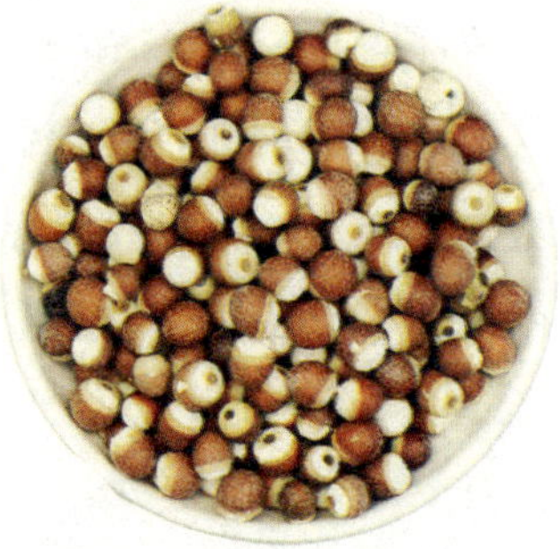

功效：芡实和山药都具有健脾益肾的作用，可以改善肠道功能，缓解腹泻症状。

按摩缓解腹泻

按摩缓解腹泻主要是通过刺激患儿身上特定的穴位，调理消化系统以及脾肾功能，帮助改善腹泻的症状。

小儿推拿治疗腹泻手法主要包括基本手法和复式操作法两大类，其种类不像成人手法那么复杂。如果孩子腹泻情况较轻，可以尝试用此方法。若是重症，此法只可作为辅助。不会推拿的家长可以用手轻抚孩子腹部或是热敷，也能起到缓解作用。

1. 补脾经

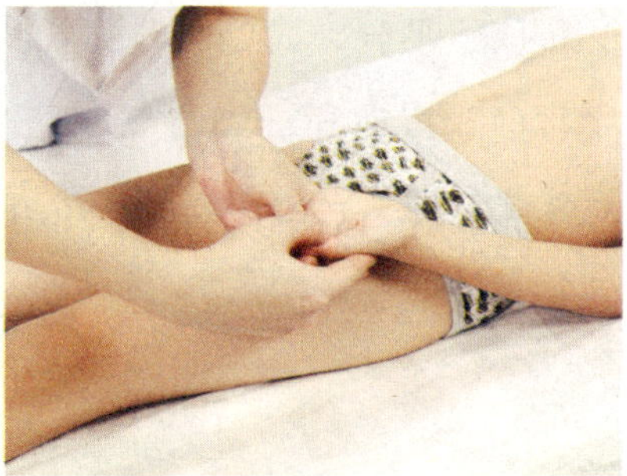

将孩子的拇指轻轻屈曲，然后使用你的拇指沿着孩子拇指的桡侧边缘，从指尖向指根方向推动4～6分钟。

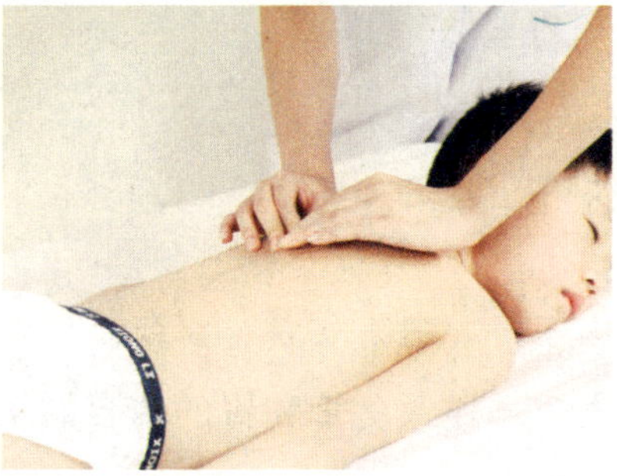

2. 捏脊

让孩子平躺，露出背部。在背部涂上滑石粉或爽身粉。家长应将双手的中指、无名指和小指半握成拳状，食指轻轻弯曲，而拇指伸直并对准食指的前端。然后，用拇指和食指按压孩子的背部皮肤，向前移动并轻轻提起皮肉，同时进行向上的捻动动作。接着，从脊柱两侧开始，用双手交替地向前推动至大椎骨旁边，重复此动作 3 ~ 5 次。

3. 揉足三里穴

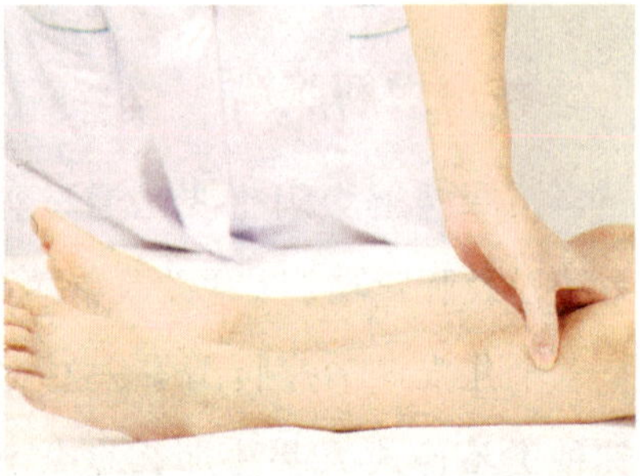

让孩子平躺，双腿轻轻弯曲。家长应用两个拇指的指腹置于孩子腿部两侧的足三里穴位上，施加的压力应使皮肤下凹约 2 毫米。使用左手逆时针、右手顺时针的方向轻柔地旋转按摩 2 分钟，频率保持在每分钟 80 ~ 100 次。

4. 揉背俞穴

孩子平躺，面朝下。家长将食指、中指和无名指并拢，分别置于脾俞、胃俞和三焦俞穴位上，施力使皮肤凹陷 1 ~ 2 毫米，持续点揉 2 分钟，先操作左侧，然后进行右侧。

小儿呕吐的舌象与调养

呕吐是儿童时期常见的临床症状之一。由于食管、胃或肠道的逆蠕动，伴随着腹肌的强力痉挛和收缩，导致食管和胃的内容物从口和鼻部涌出。引起呕吐的原因有很多，如果得不到及时且正确的治疗，可能会影响患儿营养物质的摄入，严重者甚至可能导致脱水和电解质紊乱。需要注意的是，呕吐也是人体的一种自我保护性技能，把难以消化或者过多的食物排出体外，所以通常不需要积极使用止吐药。

呕吐的发病原因

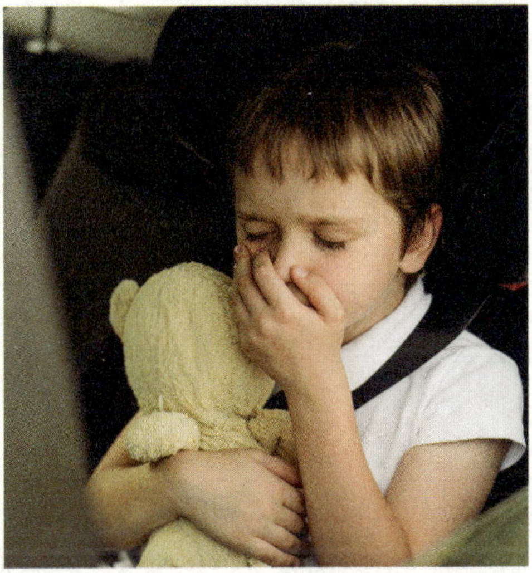

单纯的呕吐是指把吃进去的东西或者让孩子感到不适的食物吐出来，这本身是一种机体的自我保护功能。

从中医的角度看，由于胃部失去和谐的下降功能，胃气逆流，导致胃内容物从口中排出。其中喂养不当、乳食积滞、胃部积热、脾胃虚寒、肝气犯胃以及跌倒惊恐等均为导致儿童呕吐的潜在因素。因此，导致小儿呕吐的原因是多发的，比如过量摄入乳食或食用生冷、难以消化的食物会损害脾胃功能，进而引发呕吐。此外，母亲的饮食不恰当可能会影响乳汁的质量，从而致使婴儿呕吐。还有就是环境压力、情绪不满或者父母的责骂等心理因素同样有可能触发呕吐反应。

呕吐其他诱因

疾病引起：胃炎、肠炎、痢疾、阑尾炎等疾病，由于局部刺激可引起反射性呕吐，此时多会伴有恶心、腹痛及腹泻等其他消化系统症状。

其他原因：如内耳的前庭功能失调或梅尼埃病（内耳膜迷路积水）呕吐比较剧烈，但多伴有眩晕、视物旋转；小儿先天性消化道畸形，如胃扭转、肥大性幽门梗阻等，此外，肠蛔虫症患儿发生肠梗阻或胆道蛔虫时呕吐也比较严重。

呕吐的症状与舌象

从中医的角度，小儿呕吐大致可分为风寒犯胃型小儿呕吐、胃热气逆型小儿呕吐、暑伤胃气型小儿呕吐、脾阳虚衰型小儿呕吐、肝气反胃型小儿呕吐，不同类型的呕吐其证候表现也有所区别。

1. 风寒犯胃型

证候表现：朝食暮吐为冷吐，乳食不化不臭酸，四肢厥冷面唇白。

2. 胃热气逆型

证候表现：食入即吐，呕吐频繁，呕哕声洪，吐物酸臭，口渴多饮，面赤唇红，烦躁少寐，舌红苔黄，脉滑数，指纹紫滞。

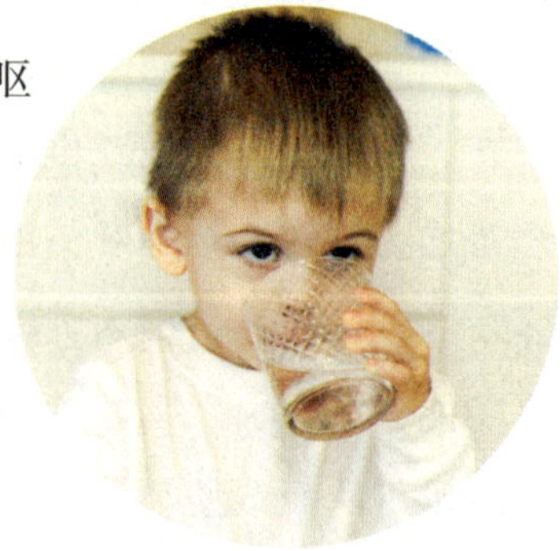

此为胃热气逆型，舌象特征为舌质红而舌苔黄。

3. 暑伤胃气型

证候表现：热吐者，面赤唇红，吐饮少而出物多，乳片已消，色黄，遍身发热而烦躁。夏月多此症。

4. 脾阳虚衰型

证候表现：面色白，无精光，口中气冷，不思食，吐水。

5. 肝气犯胃型

证候表现：呕吐酸苦，或嗳气频频，每因情志刺激加重，胸胁胀痛，精神郁闷，易怒易哭，舌边红，苔薄腻，脉弦，指纹紫。

由于不同种类呕吐的舌象差异较大，家长需结合其他症状后再加以辨别。

呕吐的调养原则

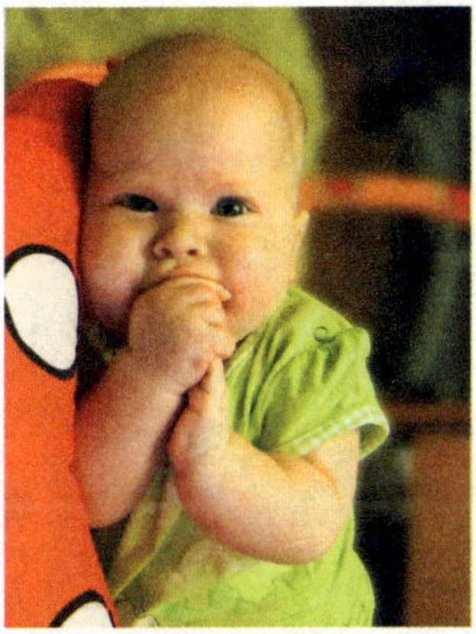

当孩子出现呕吐症状时，首先需要采取的措施是让孩子侧卧，这样可以有效避免呕吐物误入呼吸道造成窒息的危险。在呕吐结束后，为了保持口腔卫生，可以给孩子用温开水轻轻漱口，以消除不愉快的口感和气味。对于还不会漱口的小婴儿，父母可以使用湿润的纱布轻轻擦拭孩子的口腔，清除奶瓣和其他残留物。

此外，为了防止呕吐物的异味刺激孩子，导致再次呕吐，应及时更换被弄脏的衣物和床单。

在饮食方面，孩子呕吐后不宜立即进食或频繁饮水，这可能会加剧呕吐的情况。建议暂时禁食约 2 小时，以观察孩子的恢复情况。如果孩子表现出口渴的迹象，可以先给予少量水分，并观察几分钟。如果没有再次呕吐，可以逐渐尝试给予一些流质或半流质食物，如稀粥或烂面条。在连续几次没有异常反应后，可以逐步恢复正常饮食。

值得注意的是，即使孩子在禁食后没有立即表现出食欲，家长也不需要过于担忧。这可能是孩子的消化系统还在恢复中，只要孩子不再呕吐并且精神状态良好，就可以等待孩子自然产生食欲再进食。

在使用止吐药物方面，必须非常谨慎。许多止吐药物对孩子可能不适用，因此在使用任何止吐药物之前，都应在专业儿科医生的指导下进行。

注意脱水问题

呕吐剧烈的孩子，应短时间内禁水摄入。如孩子呕吐症状轻微或已有 1 ~ 2 个小时无呕吐，可适当予以口服补液盐、饮生姜水或米汤；剧烈呕吐或禁水后仍反复呕吐者，必要时需到医院静脉输液，及时纠正水、电解质紊乱。

孩子呕吐怎么吃？

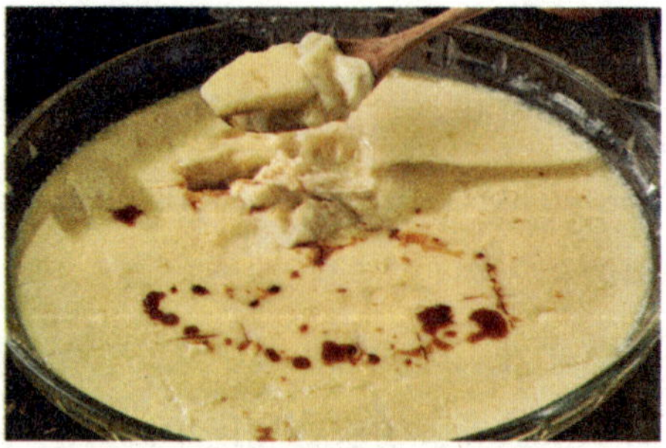

孩子呕吐后，先禁食 4 ~ 6 个小时，而待情况好转后需补充营养能量来恢复身体，因此继续饮食是非常重要的。但要注意避免过度进食，以免加重胃部负担。建议孩子在呕吐后的几天内，选择易消化、营养丰富的食物，如稀粥、面条、蒸蛋等。

呕吐后的初次喂食不推荐高蛋白质食品，很多爸爸妈妈都曾尝试在呕吐后喂奶（母乳或配方奶粉），但是此时奶制品会加重胃肠道负担。还有，孩子呕吐后，胃部承受能力有限，要避免油腻、辛辣、刺激性食物，以免加重胃部负担。

紫苏粥

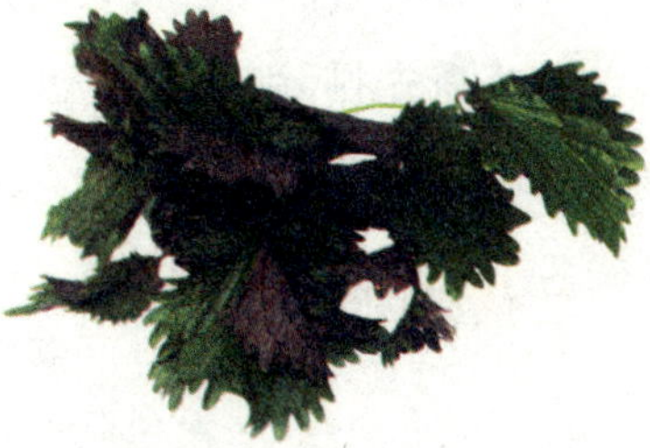

材料： 新鲜紫苏（连梗）10克，粳米50克。

做法： 将新鲜紫苏（连梗）与粳米一起煮粥，待粥熟后少量温热服用。

功效： 此粥具有疏风散寒、和中止呕的功效。适用于因受凉后寒邪侵犯胃部的情况。

陈皮粥

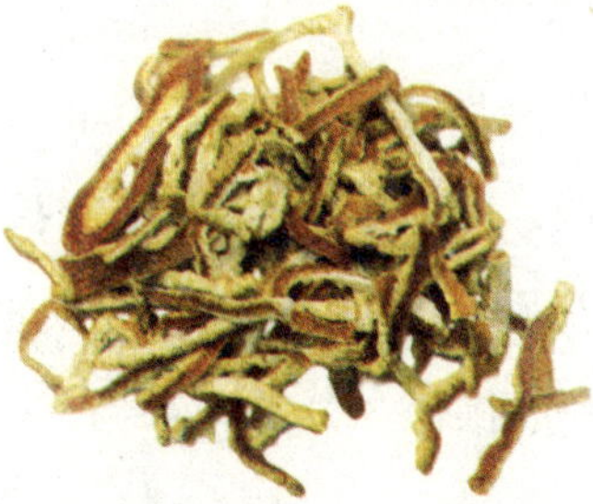

材料： 陈皮1片，粳米50克。

做法： 将这两种食材煮成粥，待其煮熟后，可以少量温热食用。

功效： 这种粥品具有消乳化食、和胃止呕的功效，尤其适用于乳食积滞的情况。

橘皮粳米粥

材料： 橘皮5克，粳米50克。

做法： 将橘皮晒干，碾炒细末，将粳米加水入砂锅内，煮作稀粥，入橘皮末稍煮片刻，待粥黏稠后停火。

功效： 此方具有理气和胃、降逆止呕的功效，适用于因脾胃气滞、胃失和降而引起的呕吐。

按摩缓解呕吐

从中医的角度看，呕吐是由于胃部失去和谐的下降功能，胃气逆流导致。按摩帮助小儿止吐的原理主要是通过刺激相关的穴位，调整脾胃的功能，促进食物的消化吸收，从而达到止吐的效果。

止吐需先排除体内邪气，邪气尽则呕吐止，按摩就是一个除邪气、壮胃气的过程。需要注意的是，按摩孩子的腹部需轻柔一些。

1. 揉板门穴

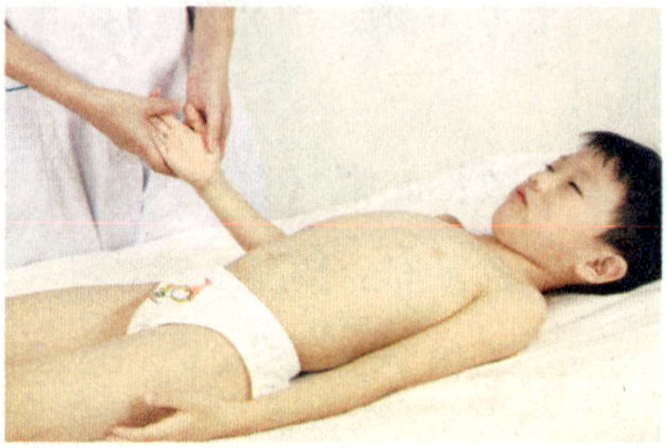

板门穴位于手掌大鱼际平面，一手持孩子的手部以固定，另一手拇指端揉其大鱼际平面，一般按揉3分钟。

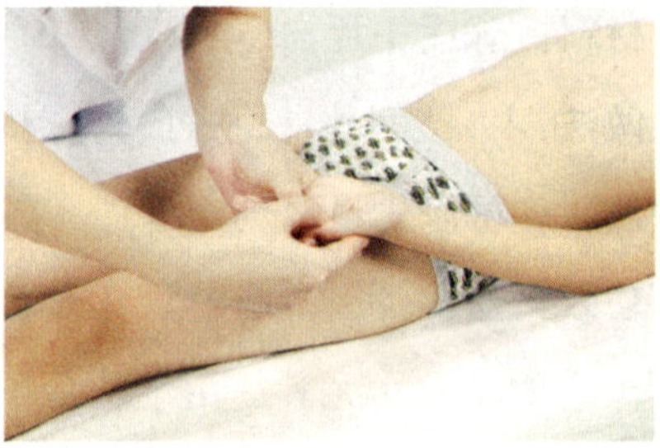

2. 补脾经

在拇指桡侧，自指尖至指根成一线。用拇、食二指捏住孩子拇指，另一手自孩子指尖推向指根，一般操作3分钟。

3. 清胃经

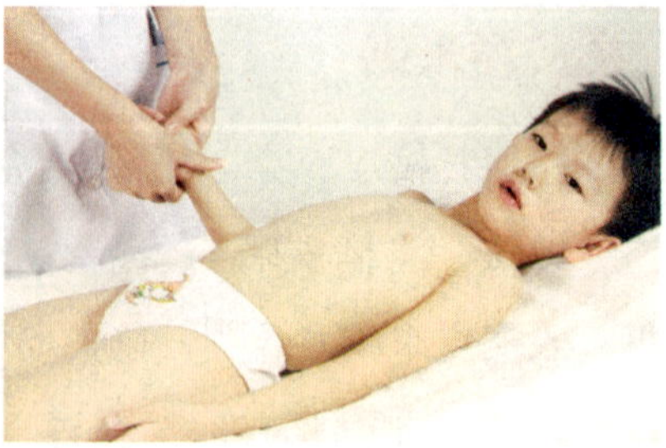

胃经在手部映射于大鱼际桡侧赤白肉际处。用拇指或食、中指自掌根推向拇指根，一般操作5分钟。

4. 运内八卦

以手掌中心为圆心，以圆心至中指根约2/3处为半径，画一圆圈，八卦穴即在此圆圈上。用拇指指腹螺纹面做运法，一般操作100次。

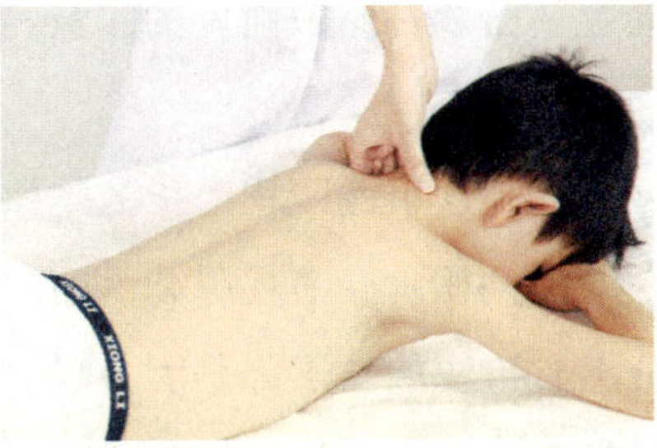

5. 下推天柱骨

在项后，自后发际正中至大椎穴成一直线。食、中二指并拢，用指面由发际正中向下直推至大椎穴，一般操作 3 分钟。

6. 清大肠经

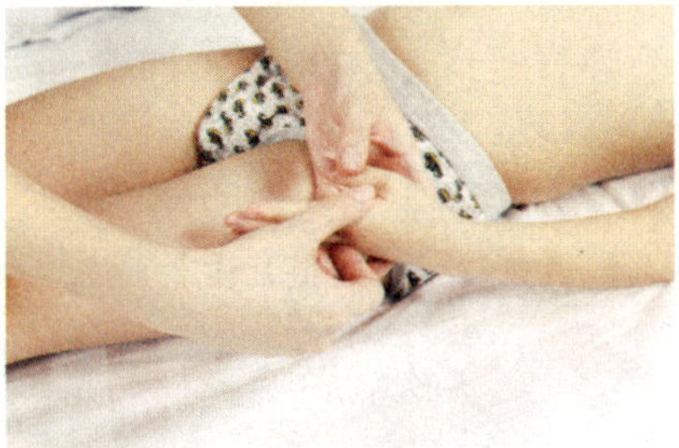

大肠经在手部映射于食指桡侧缘，自指尖至虎口成一直线。用左手握住患儿左手，使其手掌侧置，再用右手食、中二指夹住患儿拇指，自虎口推向食指指尖，一般操作 3 分钟。

小儿疳积的舌象与调养

疳积是疳证和积滞的总称，疳，指的是形体干瘪、瘦弱的症状。在中医学中，疳证被归类为一种疾病状态，亦称作“疳积”或“疳病”，属于儿科四大关键证候之一，并且是小儿脾系常见的病症。这种病症多见于 1 ~ 5 岁的儿童之中。在西医体系中，它与小儿慢性营养不良、维生素缺乏症以及部分寄生虫病相对应。

疳积的发病原因

钱乙在《小儿药证直决》中指出：“疳，皆由脾胃病引起，是津液耗损的结果。”疳证源于脾胃问题，由多种原因引发的津液和气血不足所致。

正所谓“无积不成疳，积为疳之母”。这里的“积”指的是饮食积滞，而积食是疳积的基础。长期的慢性积食会消耗脾和六腑的津液，最终导致疳证的产生。大部分患有疳积的孩子都是因为喂养不当，过度喂养导致孩子长期处于慢性积食状态。这样不仅使孩子的脾胃承受过大的压力而受损，还会导致脾胃运化能力不足，从而使孩子无法正常吸收营养。

疳积还有其他原因

（1）疾病影响

如病后失调、反复发热、持续呕吐或腹泻，以及肠道寄生虫感染等。这些情况都可能耗损体内的津液，进而损伤脾胃功能，导致气血生成不足。当各个器官得不到足够的营养时，就可能发展成疳证。

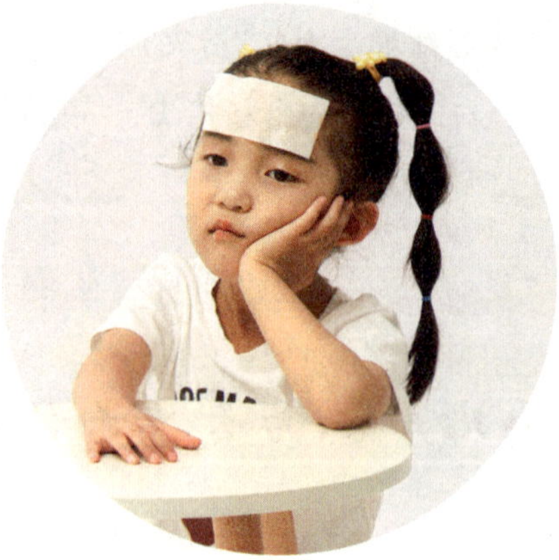

（2）喂养不当

由于母乳不足或提前断奶，未能适时引入辅助食品，导致乳食摄入不充分，脾胃生化资源匮乏，进而引起营养不良，长期下来便发展为疳证。

疳积的症状与舌象

疳积的孩子普遍特征为面黄肌瘦、毛发枯黄、挑食、厌食、食量少，夜间睡觉虚汗、磨牙、睡眠不香。舌色淡白，舌苔黄腻或白腻。

舌象特征：舌质淡白，舌苔白而厚腻。

疳积按照程度划分，可分为积滞、疳症，积滞久则为疳症。

（1）积滞

积滞导致脾功能受损，具体症状包括不愿进食，食物难以消化，嗳气带有腐臭味，吞咽时感到酸涩，腹部胀满，大便排泄不规律，但病程通常不长。

（2）疳证

气血两亏，长期身体消瘦，体重低于正常值的 15% ~ 40%，面色黯淡无光，毛发稀疏且枯黄，饮食异常，腹部膨胀，大便干稀不调，或精神状态不佳，易烦躁易怒，明显表现出脾胃和精神方面的症状。

疳积的调养原则

疳积初期多由饮食不调所致，故喂养护理小儿尤为重要，护理得宜，可做到未病先防，已病防变。

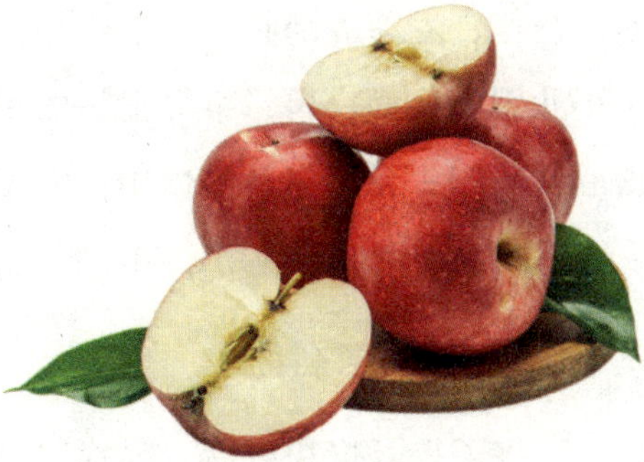

在饮食方面，家长应注意调整孩子的饮食结构，遵循“先稀后干、先荤后素、先少后多、先软后硬”的原则。同时，要注意控制孩子的饮食量，不要让孩子吃得过多或过少。小儿疳积患者应避免食用油腻、辛辣、生冷等刺激性食物，以免加重肠胃负担。建议多吃新鲜蔬菜和水果，如苹果、香蕉、南瓜、胡萝卜等，以促进消化和吸收。此外，可以适当食用一些具有健脾消食、养胃和中作用的食物，如山药、山楂、麦芽等。

平时要加强锻炼，增强体质

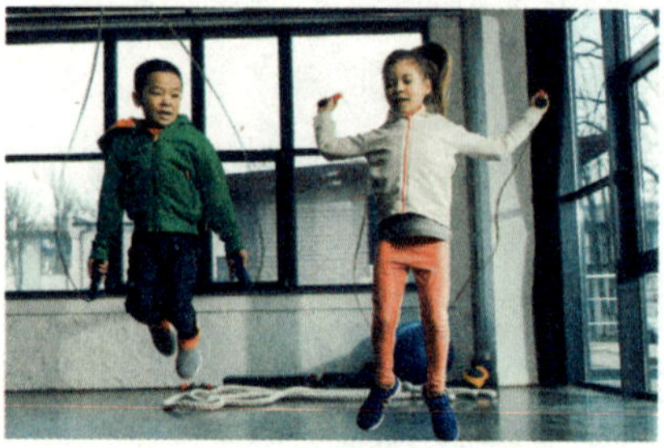

增加运动量，方式较多，如快走、跑步、跳绳、跳舞等，以微微发汗、不过度疲劳为度。多户外活动，接触大自然，呼吸新鲜空气。

中药调理以“运脾”为主

治疗小儿疳积，中医药有明显的优势。相比于西医强调营养疗法，中医更强调“运脾”，给予脾胃更多的驱动力，脾升胃降，让全身气血自己动起来。

当孩子出现疳积的情况后，因肠道郁积化火，食欲反而好，但吃得越多，积食越厉害，吸收也就越差。摄入的食物在胃肠道消化吸收出现障碍，不能转为机体能够利用的成分。在发病期间，可以用中药进行调理。为了调动脾胃，可选用砂仁、陈皮、神曲、白术、茯苓、麦芽等药物，其中麦芽善于消化淀粉性食物，尤其适用于小儿因米、面、薯、芋等食物的积滞且能通乳、回乳。但是特别提醒，孕妇、无积滞者需慎用；因麦芽有回乳作用，妇女哺乳期也应慎用，禁止大剂量使用，如需服用，建议先咨询医生。

孩子疳积怎么吃？

小孩子得了疳积以后，因脾胃吸收功能减退，会出现各种微量元素、维生素缺乏的表现。所以要及时给孩子增加营养，注意补充维生素和矿物质，如维生素 A、维生素 C、铁、钙等。

有些孩子出现疳积是由于平时摄入含高蛋白质的食物过少引起，

此时可以给孩子多吃鱼、虾、蛋、奶等优质蛋白质，这些蛋白质是比较容易吸收，从而能够改善儿童由于疳积造成的营养不良状态。

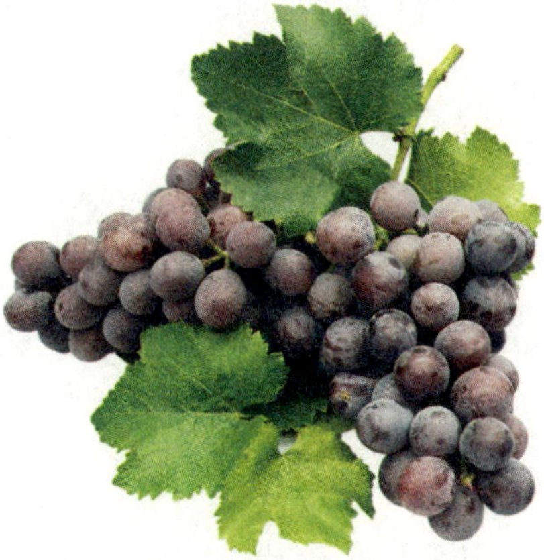

平时宜食补脾益气、醒脾开胃消食的食品，如薏苡仁、熟藕、栗子、山药、扁豆、牛肉、鸡肉、兔肉、牛肚、猪肚、鳜鱼、葡萄、红枣、胡萝卜、马铃薯、香菇等。少食味厚滋腻、易阻碍脾气运化功能的食品，如鸭肉、猪肉、甲鱼、牡蛎肉等。以下四种食疗方可以用起来。

砂仁炖猪肚

材料： 猪肚1个，砂仁6克，精盐、葱花、生姜末、蒜蓉、麻油适量。

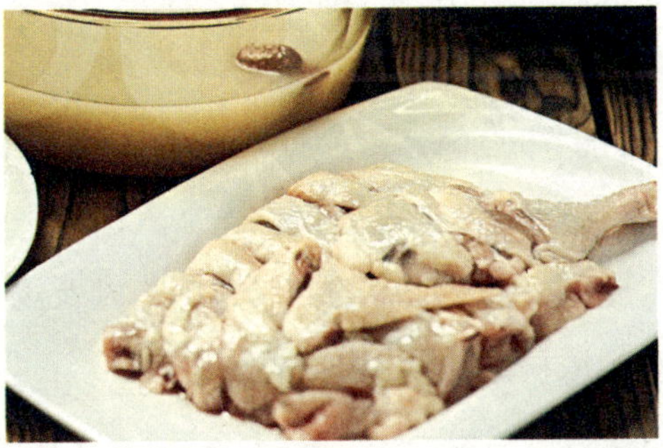

做法： 先将猪肚清洗干净，然后将砂仁轻敲至碎裂，然后放入布袋中，塞入猪肚内，并用线缝合好。随后，将猪肚放入锅中，加入足量清水，用大火煮沸。沸腾后，转用文火继续炖煮约两小时，直至猪肚熟透并变得柔软。熄火后，待其自然冷却，然后取出内藏的布袋。将猪肚切成细丝，摆放于盘中，撒上葱花、生姜末、蒜蓉，淋上麻油，并加入适量的精盐调味即可食用。

功效：具有健脾和胃、消食化滞的功效。同时，砂仁炖猪肚还有温中散寒的作用，对于脾胃虚寒引起的腹痛、腹泻等症状也有一定的缓解作用。

香姜牛奶

材料：丁香2粒，姜汁1茶匙，牛奶300毫升，白糖10克。

做法：将姜汁、丁香、牛奶放入小锅中煮沸，然后移除丁香，加入白糖即可食用。

功效：丁香和姜汁都有温中散寒的作用，可以促进胃肠道的蠕动，加快食物的消化吸收。牛奶则是一种高营养的食物，可以提供身体所需的蛋白质和钙。但是，如果患儿有乳糖不耐受或牛奶过敏等问题，应该避免食用。

萝卜山药粳米粥

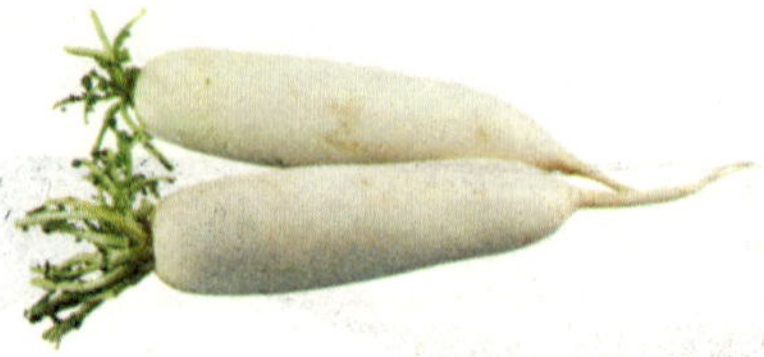

材料：白萝卜120克，山药60克，鸡矢藤5克，粳米200克。

做法：白萝卜和山药需清洗干净后切成薄片备用，而粳米则需淘洗干净。鸡矢藤应磨成细粉。取一砂锅置于火上，首先加入白萝卜片和适量清水，煮沸30分钟。随后，加入洗净的粳米、山药以及鸡矢藤粉，继续煮至米粒烂熟且汤汁浓稠即可食用。

山药莲子粥

材料：鲜山药300克，鲜莲子20枚，陈皮10克，大米150克。

做法：将山药切成小块，然后与莲子、陈皮和大米一起加入水中。煮沸后转小火慢炖，直到粥煮至熟透即可。

功效：山药健脾补肾，莲子和脾养心，陈皮醒脾理气。三味相合，可成益脾平疳之效果。

按摩缓解疳积

按摩调理疳积的原则在于消积导滞、健脾和胃，然而按摩手法需根据病情的不同阶段进行调整。例如，在疾病初期，若实证特征仍然明显，应优先采取消积的方法，随后再调理脾胃；当虚实症状并存时，可以同时采用攻邪与补益的策略；如果虚证表现已经完全显现，此时应当重点补脾益气。

1. 补脾经

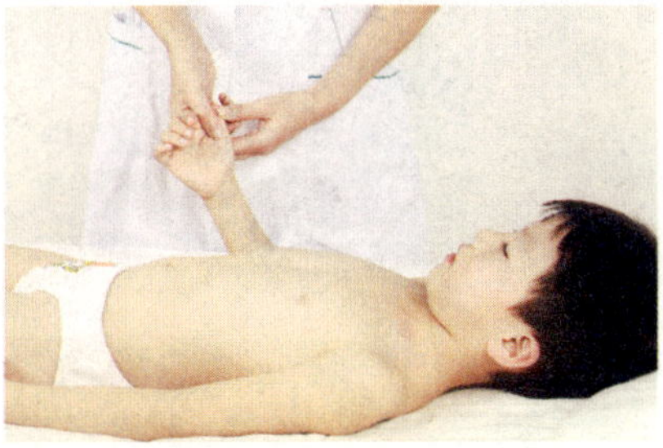

脾经在手部映射于拇指桡侧缘，自指尖直至指根成一线。将孩子拇指屈曲，循拇指桡侧缘从指尖一直推到指根，直推200次。需要注意的是，不能循环推，需按同一方向进行推。

2. 捏脊法

将双手的中指、无名指和小指握成半拳状，食指半屈，拇指伸直并与食指前半段对齐。然后，用拇指和食指捏住孩子的皮肤并向前移动，捏拿皮肉。从尾椎两旁开始，双手交替向前推动至大椎穴两旁，完成一次捏脊操作。需捏6 ~ 8遍。

3. 推四横纹

取孩子双手四横纹（位于第2至第5指掌侧，近端指关节的中央，每侧四个穴位），使用拇指面逐个进行纵向上下的来回直推按摩；或者让孩子将四指并拢，在相应穴位上进行横向的来回直推。纵向推动应重复 40 ~ 60 次，横向推动则应重复 100 ~ 150 次。

4. 揉板门穴

板门穴位于小儿手掌大鱼际处。用拇指面揉按板门穴平面中点，顺、逆时针皆可，也可用推法。揉 150 ~ 300 次。

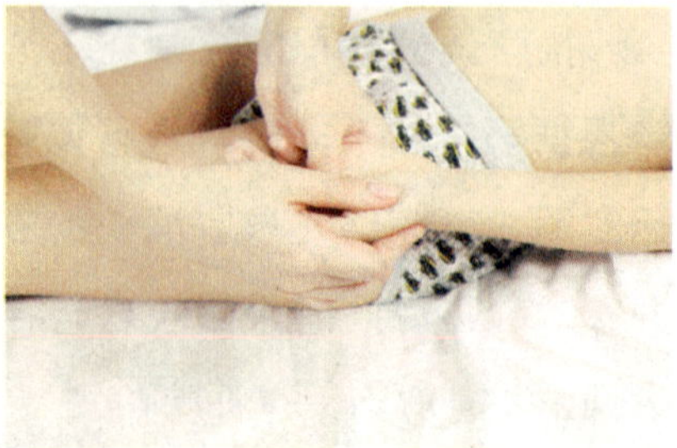

5. 推大肠经

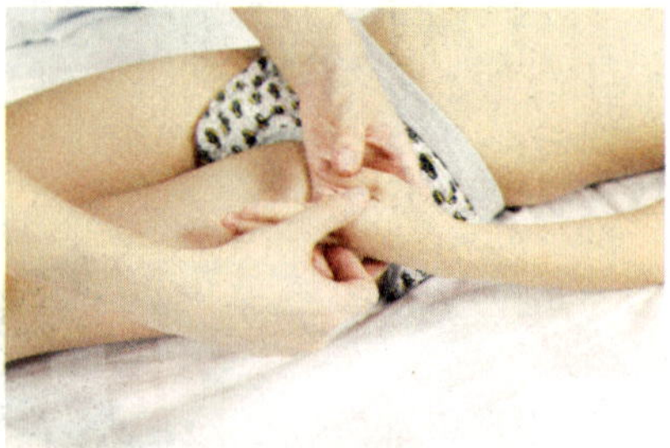

大肠经在手部映射于手掌大鱼际平面，用拇指桡侧缘，或指面在穴位上直推，即从虎口推向指尖为清大肠。推法操作次数 150 ~ 300 次。

6. 顺运内八卦

内八卦位于手掌面，以掌心为圆心，从圆心之中指横纹内 2/3 和外 1/3 交界点为半径，作画圈状。运 150 ~ 300 次。

Chapter 6

小儿阴虚与阳虚体质的奥秘，如何调养？

不同类型阴虚体质的舌象特征

中医里的“阴液”是对精、血、津、液等各种体液成分的统称，因它们都属于阴分，所以称为阴液。阴液滋养着身体，就像河流滋养着大地。

所谓阴虚，就是孩子身体内津液、精血等阴液不足，就会出现以内热、干燥为主的表现，属于虚证、热证的性质。阴虚火旺是阴阳失衡的结果，当孩子阴虚的情况下，阴不足，阳气就会显得亢盛。孩子体内的阴津不足，阳气又过盛，持续地灼烧津液，很容易会出现一些“上火”的症状。简而言之，孩子形成阴虚体质，其实就是身体“缺水”。

阴虚的表现形式多样，需根据病因和病机进行细致判断。

干咳、少量痰液、咽喉干燥、声音嘶哑、手足心发热、夜间出汗、便秘以及皮肤干燥等症状，通常指向肺阴虚。

心悸、心跳过速、胸闷、失眠、多梦、健忘、夜间出汗、心情烦躁、手足心发热、口干咽燥、尿量减少且颜色偏黄、两颊泛红等表现，则多见于心阴虚。

若感到饥饿却又不愿进食，或胃部嘈杂不适，或感觉满闷不舒畅，或有干呕及恶心倾向，口干咽燥，大便干硬难以排出，小便短少，舌头红润而津液不足，这些症状多属于胃阴虚。

饮食减少、偏爱肉类、口感淡而无味、饭后腹胀、体重减轻、疲倦乏力、唾液分泌减少、唇干且颜色鲜红、五心烦热、大便干结、尿短赤，多为脾阴虚的征兆。

手足微动、口咽干燥、五心烦热、潮热夜间出汗、视力下降等症状，则常是肝阴虚的表现。

手足心发热、夜间出汗、失眠多梦、头晕目眩、腰膝酸软等症状，则多与肾阴虚有关。

需要家长注意的是，无论哪种类型的阴虚，最典型的舌象表现是舌质红，舌苔少或剥脱且分布不均。

中医讲究辨证施治，除了阴虚外，每个孩子的具体情况不同，舌象也存在差异，所以需要家长进行具体分析。下面列举具有代表性的4种阴虚类型，且舌象也有区别，以供家长参考。

1. 脾胃阴虚

舌象特征：舌质红，舌苔厚，且有剥脱。

舌象诊断：地图舌表明胃阴损伤，不能上潮于舌所致。代表导致胃气、胃阴亏损。

调理建议：对于孩子脾胃阴虚的饮食调理，需要调整饮食结构，以营养丰富、易于消化的食物为主。建议多吃鱼、瘦肉、豆类等，以补充身体所需营养。此外，可适当增加绿叶蔬菜的摄入，以补充

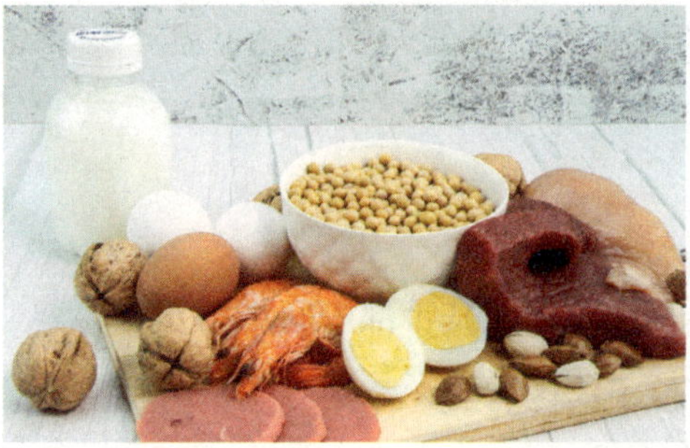

维生素宜少食多餐，避免过度进食生冷、油腻食物，以免加重脾胃负担。在具体食物选择上，可以给孩子多吃一些滋阴润燥的食物，如银耳、百合、山药、梨等；同

时，适当摄入高蛋白质的食物和矿物质。

对于孩子的脾胃阴虚症状，还可以采用一些食疗方法进行调理。例如，煮汤时可以加入适量的沙参、麦冬等中药材，有助于滋阴润燥；同时，可以适量食用八珍粉、八珍糕等食品，以调理脾胃。

2. 阴虚内热型

舌象特征：舌质偏红，舌苔偏薄或无苔。

舌象诊断：舌质红是因为体内有热，没有舌苔一般是因为体内有虚火烤灼胃气与胃中津液，胃气大伤，阴虚严重。这种舌象表明孩子体内热盛。

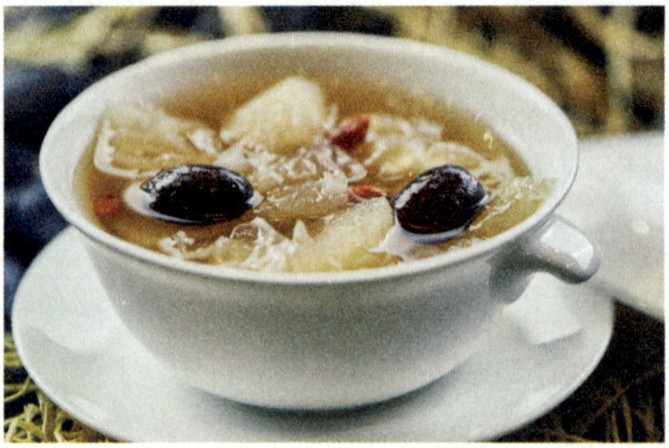

调理建议：调理的方向就是要滋阴生津，兼顾清热。以滋阴为主但不能太滋腻，否则孩子的脾胃承受不了。平时要注意，孩子的饮食应以清淡、易消化为主，避免食用肥甘厚味或辛辣油腻的食物。保持充足的水分摄入，有助于滋润体内燥热，缓解口干口渴等症状。

此外，可以适当食用一些滋阴降火的食物，如银耳、百合、莲子、枸杞等。这些食物可以搭配食用，如银耳百合汤、莲子枸杞粥等，有助于滋阴降火。

3. 脾胃阴虚兼积食型

舌象特征：舌质偏红，舌苔白厚，尤其舌部中间更厚。

舌象诊断：舌质红是因为孩子体内有热，津液亏虚；舌苔白厚，说明孩子积食严重。

调理建议： 针对脾胃阴虚兼积食型的饮食调理，建议以清淡、易消化的食物为主，避免辛辣、刺激性食物的摄入，以免刺激胃肠道，加重病情。同时，应增加膳食纤维的摄入，多食用蔬菜、水果、粗粮等富含膳食纤维的食物，有助于促进肠胃蠕动，缓解积食症状。

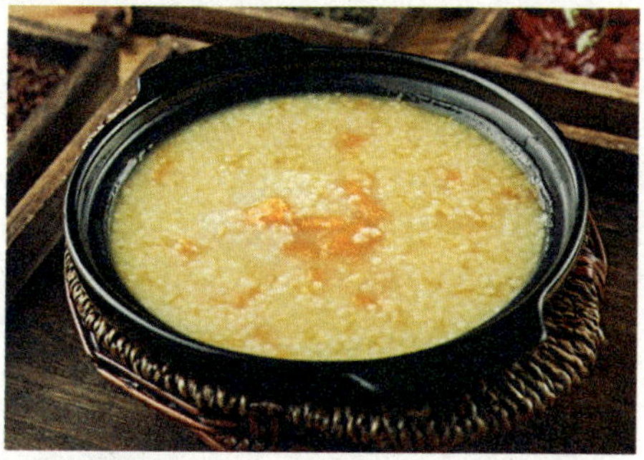

此外，保持充足的水分摄入也是缓解便秘和积食的重要措施。避免暴饮暴食，尽量少吃多餐，以减轻肠胃负担。还要避免食用过于油腻的食物，如炸鸡、薯条等，以免加重肠胃负担，影响消化。最后，选择养胃的食物也是非常重要的，如山药、小米、南瓜、红薯等，可以熬制成汤粥食用，有助于调理脾胃，缓解相关症状。

4. 阴虚热盛型

舌象特征： 舌质偏红，舌苔剥脱稀薄，舌尖有红点。

舌象诊断： 舌质偏红表明阴虚，而苔少稀薄表示体内有热，若是红点突出则表示内热极盛。

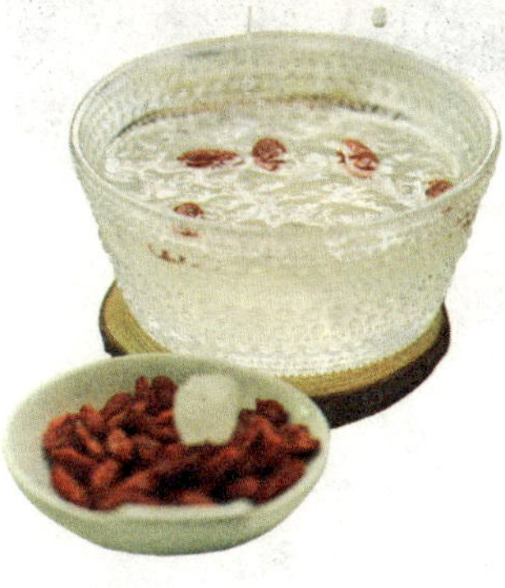

调理建议： 多给孩子吃一些滋阴的食物，如蜂蜜、梨、甘蔗、银耳、燕窝、百合、黑芝麻等，这些食物有助于滋润孩子的肺部和胃部，缓解口干舌燥等症状。饮食要清淡，避免过于油腻和辛辣的食物，以免加重阴虚症状。适当的运动可以促进小儿的血液循环和新陈代谢，有助于缓解阴虚热盛的症状。如果小儿阴虚热盛的症状比较严重，可以在医生的指导下使用一些滋阴清热的中成药，如知柏地黄丸、玄麦甘桔颗粒等。

孩子阴虚体质应如何调养？

阴虚表现为体内“水”分不足，导致阳气过于旺盛。因此，症状如“干燥”“燥热”和“上火”可能随之而来。深入分析其成因，多言、多汗、长期疾病如导致的失血、频繁地食用辛辣食物或生活在气候干燥的环境中，都可能加剧体内“水”分的损耗，进而引发体液减少和阴虚现象。

1. 饮食调理

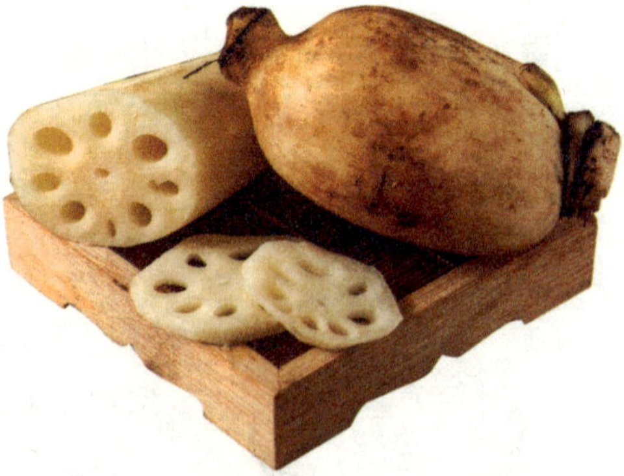

阴虚的孩子经常感到口干舌燥，因此需要多饮水以维持体内水分的平衡。除了日常的饮用水，还可以适量给孩子提供一些具有滋阴润燥效果的汤水。同时，应减少辛辣食品以及如牛肉和羊肉这类热性食物的摄入，而增加如猪肉、鸭肉、银耳、莲藕、甘蔗、梨等滋阴性凉的食物。此外，也要注意膳食纤维补充，以防积食。

陈皮水鸭汤

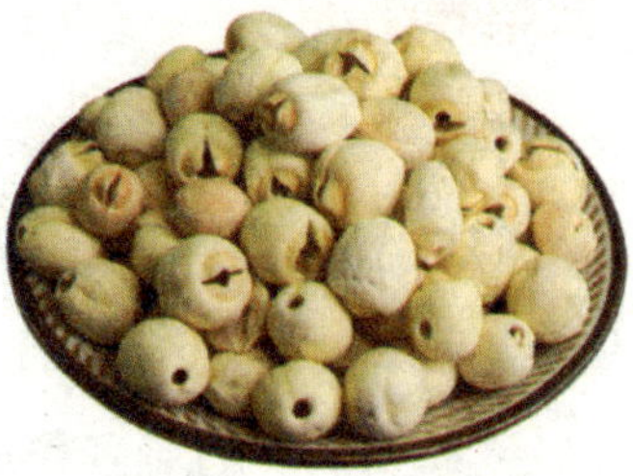

材料： 陈皮 3 克，莲子（去心）10 克，山药 20 克，生姜 3 片，玉米 1 个（切块），水鸭肉 400 克。

做法： 在汤锅中加入适量的清水。将处理好的鸭肉块放入汤煲中。将山药段、莲子、陈皮和生姜一同放入汤锅内。大火烧沸后，转为小火，慢煮 40 分钟。调味后即可享用。

功效： 山药可以健脾胃、补肺肾；莲子可以养心安神、健脾止泻；陈皮则有理气健脾、燥湿化痰的效果；而鸭肉则能滋阴养胃、利水消肿。整道汤品对于脾胃虚弱、湿气重或者阴虚火旺的人群有很好的调理作用。

桑葚百合糯米粥

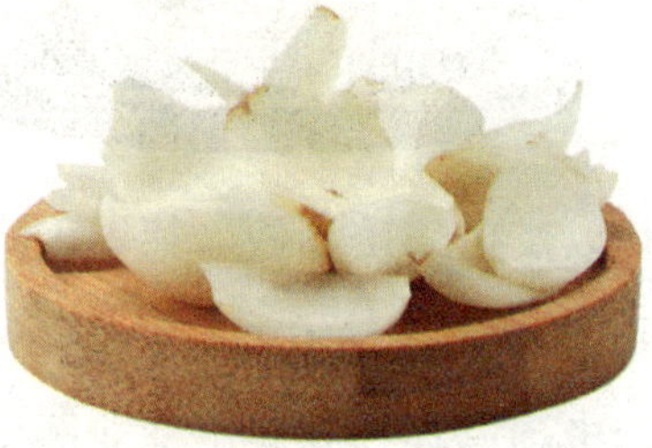

材料： 桑葚干 20 克，鲜百合 15 克，糯米 50 克，冰糖少量，清水适量。

做法： 锅中加入适量清水，大火煮沸。将浸泡好的糯米沥干水分后放入锅中，用大火煮沸后转小火。当糯米煮至开花（约 30 分钟）时，加入桑葚干。再煮 5 分钟后，放入百合。用小火继续煮 10 分钟，确保所有食材都充分煮熟。根据个人口味加入适量的冰糖，搅拌均匀至冰糖完全融化。关火，盛出享用。

功效： 桑葚百合糯米粥具有滋阴润肺、清热解毒、清心安神的功效，适用于肺热咳嗽、口干舌燥、咽喉肿痛、心烦失眠、健忘多梦等症状的人群食用。

秋梨养阴汤

材料： 莲藕 300 克，鲜百合 1 个，梨子 1 个，冰糖 20 克。

做法： 将莲藕切成片，清洗并剥去百合的外层后放入汤锅中，用大火煮沸 5 ~ 8 分钟。接着添加切好的梨块和冰糖，转中火持续煮 8 ~ 10 分钟，直至莲藕和百合熟透即可食用。

功效： 养阴生津、润肺养心安神，适合阴虚的孩子秋季养阴食用。对于消化能力弱的孩子，建议以喝汤的方式摄入，以达到滋补效果。

2. 中药调理

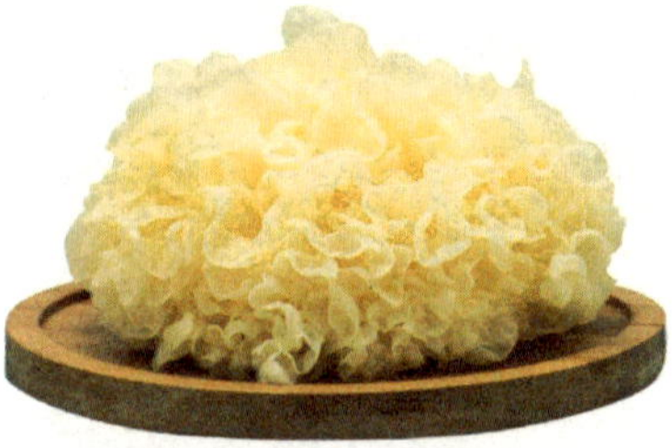

针对阴虚体质的孩子，中药调理方案应依据孩子的个体情况来制订。通常而言，宜选用具备滋阴润燥、清热解毒作用的中药材，例如沙参、麦冬、玉竹、百合和银耳等。同时，补充维生素 A、维生素 C 以及矿物质如铁、钙等也是必要的。此外，适当采用一些中药方剂，比如六味地黄丸、健脾丸等，亦是一个考虑的方向。然而，最终的中药调理计划应由专业医生根据孩子的具体情况来制订。

甘蔗马蹄白萝卜茅根水

材料： 白茅根 10 克，白萝卜 20 克，甘蔗 50 克，马蹄 20 克。

做法： 甘蔗切成小段，再纵向剖为两半，马蹄去除两端并削去外皮，白萝卜则切成较大块状。将所有食材彻底清洗干净后，放入锅中，加入 600 ~ 800 毫升的水煎煮，直至浓缩至 100 ~ 150 毫升。

功效：具有滋阴润燥、清热解毒的功效。白茅根甘寒性质，能促进体液生成并退热，适宜 3 岁以上消化良好、无病症的儿童少量多次分服，以防止津液过度消耗。

三星麦冬汤

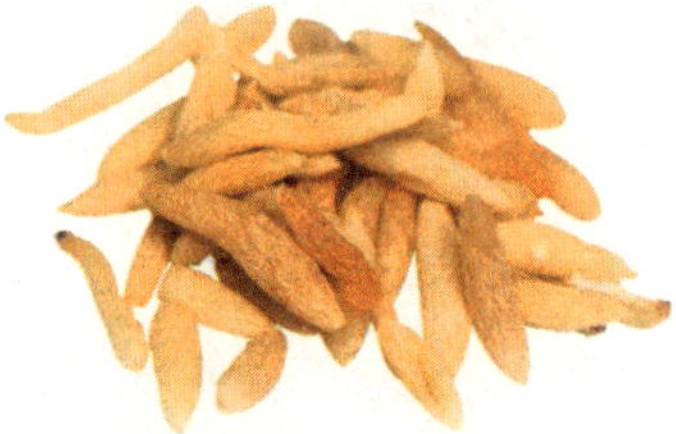

材料：麦芽 10 克，莱菔子 10 克，山楂 5 克，麦冬 5 克。

做法：将所有材料放入锅中。加入 1 碗半水，浸泡 30 分钟。大火烧开后转小火煎煮 30 分钟，剩小半碗。

功效：具有滋阴润肺、清热解毒的功效。同时适用于肺热咳嗽、口干舌燥、咽喉肿痛等症状的人群食用。

麦冬酸枣仁茶

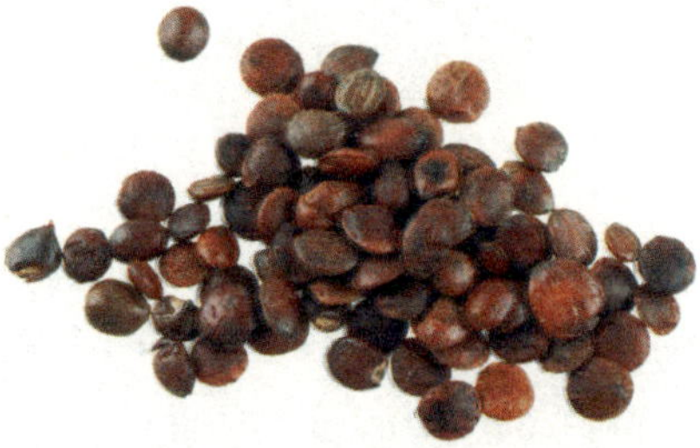

材料：炒酸枣仁 15 克，麦冬 10 克，冰糖 10 克。

做法：将炒酸枣仁清洗干净后放置备用。麦冬经过清洗，无需添加任何调料，直接放入锅中，用文火炒至微黄后即可出锅备用。将炒过的麦冬和炒酸枣仁放入锅中，加入适量的清水和少许冰糖，大火烧开后转小火煮 15 分钟即可饮用。

功效：麦冬性味甘，微寒，养阴，润肺，养胃生津，润肠通便。酸枣仁性味甘平、味酸，养心补肝，宁心安神，敛汗，生津。冰糖补中益气，和胃润肺。

3. 按摩调理

阴虚主要表现为体内津液和精血等阴液不足，导致出现以内部热量过高和干燥为主的症状，其性质属于虚证和热证。家长可以通过按摩的方式刺激孩子的经穴，疏通孩子的经络、调畅气血、提升身体化生津液的功能，从而改善阴虚体质。

①揉二人上马穴

本穴位位于手掌背侧，小指和无名指之间的掌骨中段，靠近腕部的横纹下方的凹陷处。操作时，用左手握住孩子的左手掌使其掌心朝下，然后用右手拇指的甲面进行轻掐，此动作称为“掐二人上马”；接着用拇指的前端进行旋转按压，这一手法被称作“揉二人上马”。轻掐 3 ~ 5 次，旋转按压约 300 次。可滋阴补肾，利水通淋，顺气散结。

②推涌泉穴

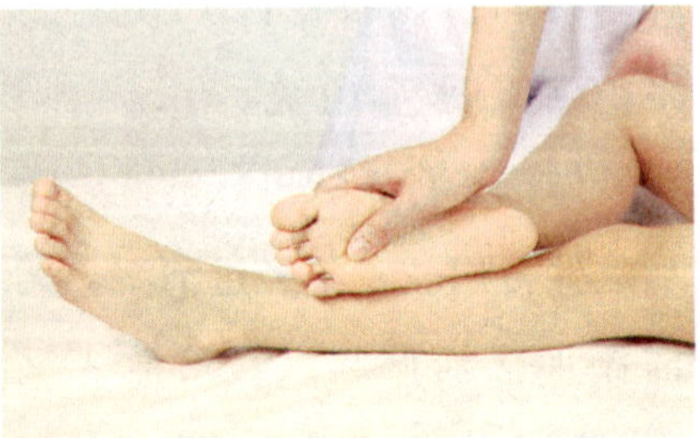

涌泉穴位于足底，当脚趾屈曲时，在足掌心的前正中凹陷处，或前 1/3 与后 2/3 交界的凹陷中可以找到。操作时，可用拇指指腹向足趾方向进行直推，称为“推涌泉”；或者使用指端进行旋转按压，称作“揉涌泉”，建议重复 50 ~ 100 次。此方法有助于引火归元，滋养肾阴，并清除虚热。

③补脾经

脾经在手部映射于拇指桡侧缘，从指尖延伸至指根。家长用拇指指腹直接推动孩子的桡侧缘，从指尖向指根方向进行 100 ~ 300 次的推动。健脾和胃，促进食物消化吸收，增强免疫力，改善体质。

④按揉足三里穴

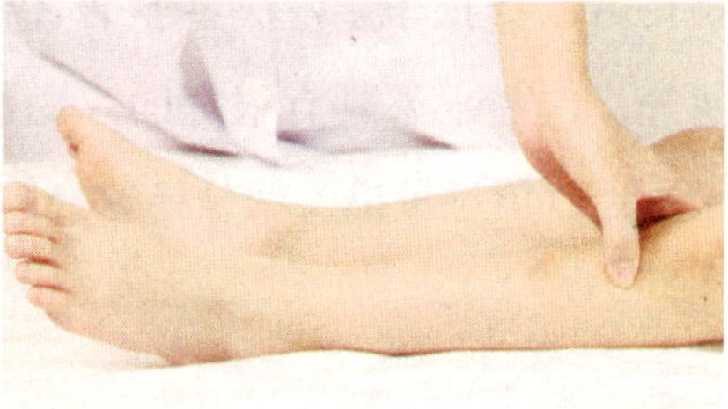

本穴在外膝眼下方3寸处，胫骨前嵴旁1寸的位置。操作方法是用拇指指腹进行按揉，通常揉3下后再按压1下，整个过程大约持续3分钟。可以补阴，经常按摩可以起到调理脾胃、补中益气、通经活络、疏风化湿、扶正祛邪的作用。

4. 日常护理

对于阴虚内热体质的孩子，家长们要注重日常调理，从饮食、运动、作息等多方面进行改善。通过补充水分、多吃水果、适当运动、养成良好的作息习惯以及保持心情愉悦等方法，可以有效改善孩子的阴虚内热体质，提高抵抗力，预防疾病。

①补充水分

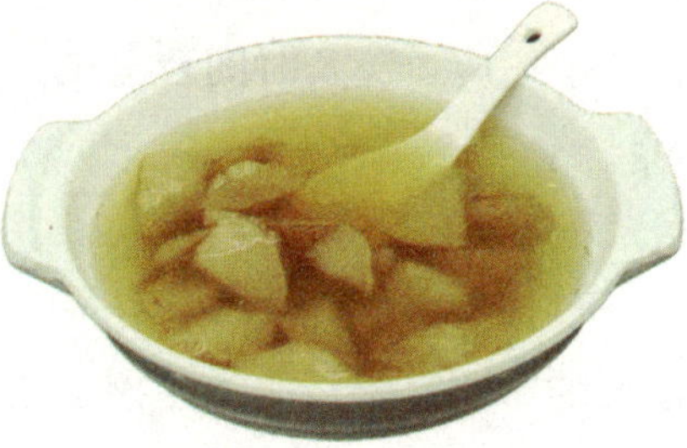

水是生命之源，对于小孩来说尤为重要。家长应确保孩子每天摄入足够的水分，特别是在干燥的季节或环境下。除了日常饮用水外，可以适当给孩子喝一些滋阴润燥的汤水，如冰糖雪梨水、百合银耳汤等。这些汤水不仅有助于补充水分，还能滋阴清热，改善阴虚症状。

②多吃水果，补充津液

水果富含丰富的维生素和矿物质，能很好地补充孩子的津液。家长可以让孩子多吃一些富含汁液的水果，如梨、葡萄、柿子、柑橘等，这些水果具有很好的滋阴清热效果。但要注意控制水果的摄入量，以免过量摄入糖分导致身体不适。

③适当运动

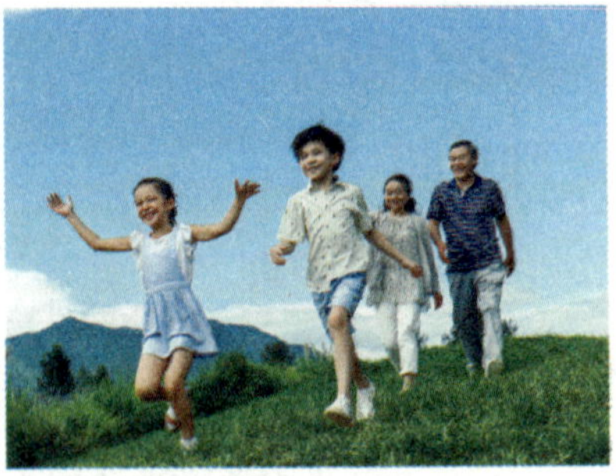

适当的运动有助于促进新陈代谢，提高身体抵抗力。家长可以根据孩子的年龄和兴趣选择合适的运动方式，如散步、慢跑、跳绳等有氧运动。运动可以促进身体的新陈代谢和血液循环，有助于调节体内阴阳平衡。但要注意避免过度运动，以免耗伤体内阴液。

④养成良好的作息习惯

良好的作息习惯对于调理阴虚内热体质至关重要。家长应确保孩子有充足的睡眠时间，早睡早起，避免熬夜。良好的作息有助于调节内分泌，平衡体内阴阳。此外，孩子还应避免长时间看电视、玩手机等电子产品，以免影响睡眠质量。

⑤保持心情愉悦

情绪对孩子的身体健康也有着很大的影响。家长应关注孩子的情绪变化，尽量让孩子保持心情愉悦。情绪低落或过度紧张都可能加重阴虚内热的症状。家长可以与孩子进行适当的互动游戏或陪伴阅读等，帮助孩子放松心情，缓解压力。

不同类型阳虚体质的舌象特征

阳，相对于阴，从中医的角度来看，阳气主要负责提升、活跃和加热。正如《黄帝内经》所述：“阳气者，若天与日，失其所则折寿而不彰。”人体内的阳气犹如自然界中的太阳一般，是万物生长的依赖。《黄帝内经》又说：“正气存内，邪不可干。邪之所凑，其气必虚。”如果孩子的阳气亏虚了，不能充分发挥其温煦、护卫的作用，则寒气则趁虚而入，脏腑功能随之减弱。

在中医学中，“阳虚”这一术语描述了一种由人体阳气不足引起的生理状态，它导致身体的温煦功能下降，并可能引发一系列临床症状。通常，这种状况是气虚状态长期未得到纠正的结果，并与饮食习惯、生活环境以及个体的先天体质有着密切的联系。阳虚的表现形式多样，包括心阳虚、脾阳虚和肾阳虚等类型。

心阳虚证：患儿可能会经历心慌、容易出汗、精神不振、喜欢躺卧、胸闷或疼痛、对寒冷敏感、四肢温度低、面色苍白等症状。舌质可能表现为淡色或带有紫暗色调，脉象则可能是细弱或沉迟。

脾阳虚证：这类症状包括对冷的敏感性增加、水肿、腹部疼痛、感觉发凉、通过温暖物品接触可缓解疼痛、口水分泌增多、四肢缺乏温暖感、偏好温暖的食物和环境、小便清澈且频繁。舌质淡而胖嫩，舌苔白润，脉象沉迟。

肾阳虚证：症状表现为头晕眼花、面色苍白或呈现灰黑色、大便稀溏且含有未消化食物、清晨腹泻、身体水肿等。舌质淡白，舌苔白色，脉象沉细无力。

由上可知，无论哪种类型的阳虚，其舌象的共性为舌质淡白。

中医强调辨证施治，在生活中，孩子出现脾阳虚的症状最为普遍。由于每个孩子的具体情况都有所不同，舌象也会表现出差异，因此家长在观察孩子的健康状况时，需要具体分析。以下是四种孩子多发阳虚舌象特征，供家长参考。

1. 脾阳虚兼肾虚型

舌象特征： 舌质淡，舌苔白且滑。

舌象诊断： 脾阳不足，不能充分推行血液，以致营养不良，故舌呈淡白色。而舌苔白且滑主脾肾阳虚。

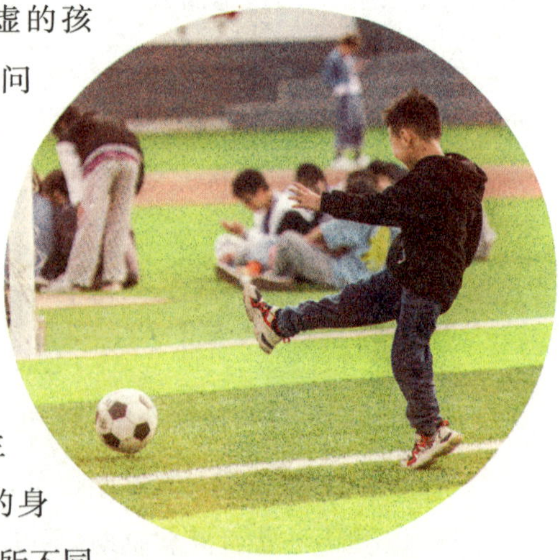

调理建议： 对于脾肾阳虚的孩子，他们常常面临大便稀的问题，导致身体无法充分吸收营养。盲目吃补肾药可能不仅无法解决孩子的健康问题，还可能带来一系列不良反应。补肾药通常适用于成年人的肾虚症状，而对于正在生长发育期的孩子来说，他们的身体状况和生理特点与成年人有所不同。孩子的身体各器官尚未完全发育成熟，对药物的代谢和排泄能力较弱，容易受到药物的影响。

通过适当的锻炼可以增强孩子的免疫力和改善身体状况。同时，锻炼身体也有助于补充肾气，帮助孩子更好地调节身体的阴阳平衡。家长们应该关注孩子的身体状况，注意饮食和作息习惯，合理安排孩子的活动量，避免让孩子过度劳累。

2. 脾阳虚兼积食型

舌象特征：舌质淡白，舌苔白且厚腻，分布较满。

舌象诊断：舌质淡白表示孩子脾阳虚。舌苔白且厚，表示孩子体内有积食。舌苔腻，表明湿气重。

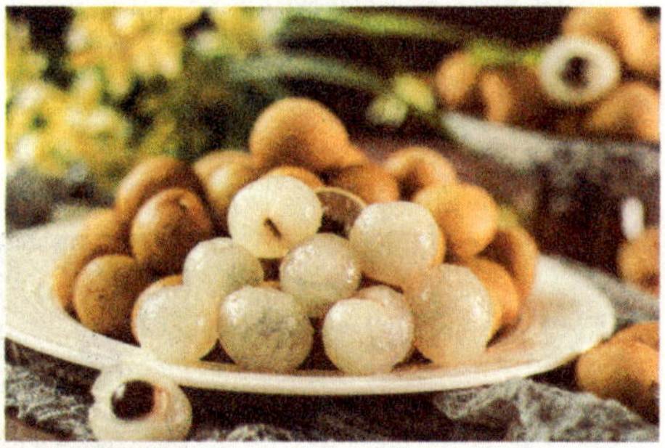

调理建议：家长应该注意让孩子避免过度进食生冷食物，以免损伤脾胃阳气，导致消化功能减弱。建议多食用温性食物，如姜、葱、蒜、山楂、红枣、桂圆等，这些食物能够温中散寒、补脾益气，有助于改善脾阳虚的症状。此外，还可以食用一些有利于祛寒健脾的食物，如冬瓜、黄瓜、芹菜、山药、豆腐等。

在运动方面，适当的运动可以促进身体的新陈代谢，消除湿气，增强脾胃的功能。建议选择适量的有氧运动，如散步、慢跑、瑜伽等，以不感到疲劳为度。适当的运动不仅能够改善身体素质，还能够增强身体的免疫力，减少疾病的发生。

家居调理也很重要。保持室内空气流通，保持室内干燥，避免潮湿的环境，有助于祛湿调理。此外，保持心情愉悦也是调理的重要方面。情绪低落、压力过大等不良情绪会影响脾胃的正常运化功能，导致食欲不振、消化不良等问题。因此，家长应该关注孩子的情绪变化，及时进行心理疏导和情感支持。

3. 脾胃虚寒型

舌象特征：舌色淡白，舌苔胖大，舌两边有齿痕，且腹部不能受寒。

舌象诊断：舌色淡白，舌体胖大且边有齿痕，是阳虚最明显的特征。若是孩子一吃寒凉食物就闹肚子，说明是脾胃虚寒。

调理建议：针对脾胃虚弱且偏于内寒的孩子，建议他们养成饮用温热饮品的习惯。这不仅可以调和体内的寒气，还能促进脾胃的正常运作。避免饮用过冷的水或食用冷饮，因为这些都可能加重脾胃的负担。此外，酸奶虽有益健康，但过量摄入可能对脾胃造成不良影响。

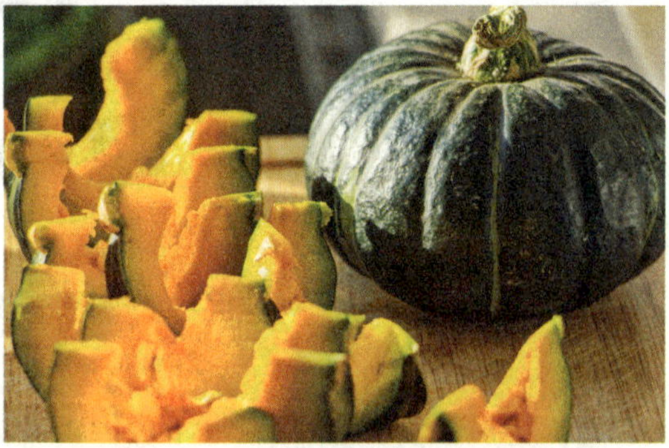

在饮食选择上，山药和芋头等温性食物可以作为主要食材，它们能够为身体提供所需的能量，同时不会给脾胃带来过多负担。相反，生冷油腻的食物应当减少摄入，因为它们可能导致消化不良。饮食上应避免干燥、油炸、辛辣和寒凉食品。海带、胡萝卜和南瓜等食物不仅能够平衡体内的热量，还能为身体提供必要的营养。

除了饮食，适量的运动也是关键。运动可以促进新陈代谢，增强免疫力，加快血液循环，并有助于肠胃蠕动。这些都有助于提高脾胃的功能，从而降低疾病的发生风险。更重要的是，运动能够帮助身体更好地吸收和消化所摄取的食物，确保儿童得到充足的营养。

4. 脾阳虚兼气虚型

舌象特征：舌质淡白，舌体胖大，舌苔白且薄。

舌象诊断：舌质淡白，舌体胖大与阳气亏虚有关；舌苔白且薄，说明先有气虚后有脾阳虚。

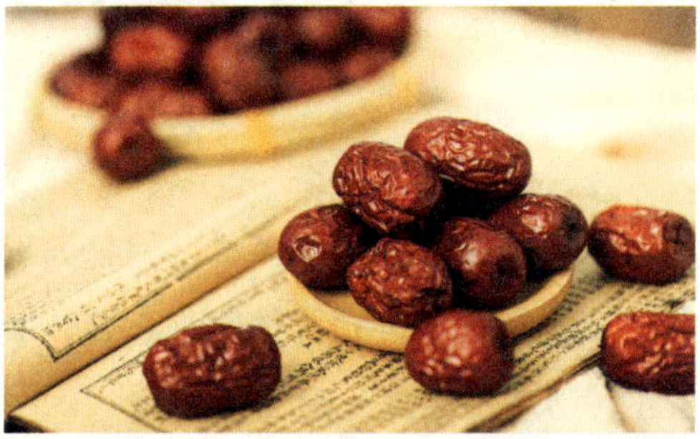

调理建议：对于脾阳虚兼气虚型的孩子，饮食选择至关重要。应优先考虑摄入具有温热性质的食物，如姜、葱、蒜、山楂、红枣和桂圆等。这些食材不仅能够帮助温暖中焦，驱散寒邪，还能有效补充脾气和气血。此外，适当增加富含 B 族维生素和纤维素的食品，例如谷物、蔬菜和水果，也是推荐的做法。这些食物能够促进体内阳气和气血的正常循环。

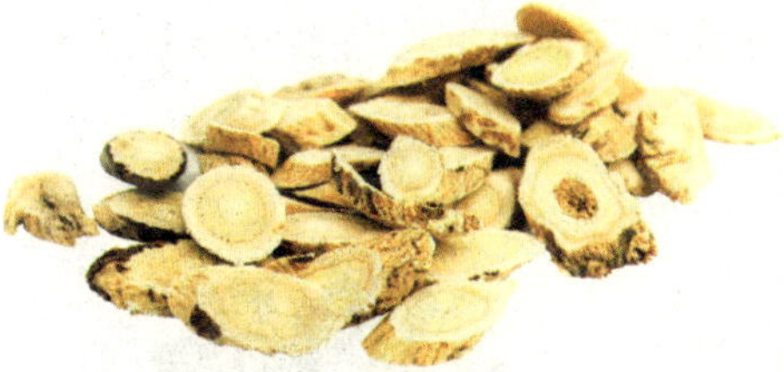

在药物治疗方面，家长可在医生的专业指导下，可以使用一些中药来辅助调理。人参、黄芪、党参等都是具有温阳补气作用的药材。同时，健脾养胃的药物如山药、小米、南瓜等也是不错的选择。

除了饮食和药物治疗，保持良好的生活习惯同样重要。规律的作息时间，早睡早起，避免过度劳累和精神紧张，都有助于身体的恢复。需要特别注意的是，避免过度摄入生冷食物，尤其是冷饮和冰淇淋等。这类食物容易损伤脾胃的阳气，从而导致消化功能的减弱。因此，患儿在日常饮食中应尽量避免这类食物。

孩子阳虚体质应如何调养？

阳虚虽然原因多种多样，但最关键的却是脾正气不足，运转无力，无法把营养带到身体其他部位。想要从根本上改变阳虚，就要扶正，帮助身体提升正气。

饮食调理

在中医理论中，阳虚体质的孩子通常被认为需要避免摄入寒凉食物。但是，很多人存在一个误解，即认为阳虚的孩子应当完全避免食用任何具有凉性的食物。这种饮食习惯可能会导致孩子体内产生郁热，从而出现烦躁不安的症状。

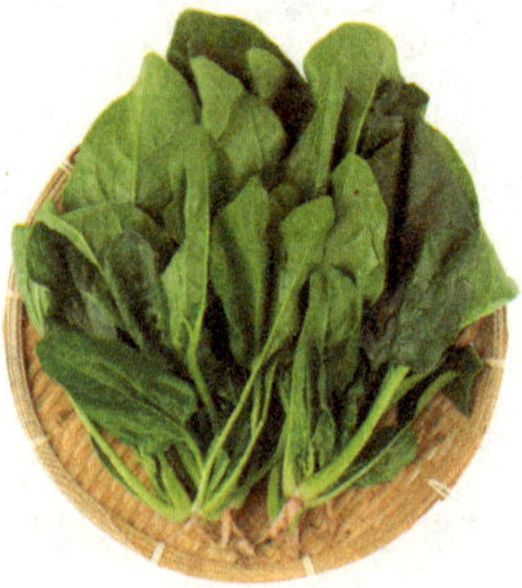

为了维持身体的阴阳平衡，阳虚体质的孩子在某些情况下，尤其是当身体出现内热时，适当摄入一些偏凉性的蔬菜是有益的。例如，白萝卜、菠菜、黄瓜和大白菜等蔬菜可以帮助清热，促进体内阴阳的和谐，进而预防疾病的发生。当然，这一建议不适用于那些一吃凉性食物就容易出现腹泻症状的孩子。然而，对于阳虚体质的孩子来说，由于他们体内的阳气本就不足，因此应当限制摄入那些性质过于寒凉的食物，如螃蟹、柿子、西瓜和苦瓜等。

核桃木耳红枣粥

材料：干木耳 10 克，核桃仁 50 克，大米 80 克，红枣 10 枚，冰糖 5 克。

做法：将木耳浸泡在温水中直至膨胀，然后去除蒂部和任何杂质，撕成小片；大米清洗干净后，浸泡在水中 30 分钟；核桃仁清洗后，用刀背轻轻压碎；红枣清洗干净并去核。在锅中加入适量的清水并煮沸，然后加入大米、木耳、核桃仁和红枣，待水再次沸腾后转小火慢炖。煮至木耳熟透变软、粥变得浓稠，最后加入冰糖继续煮 5 分钟即可完成。

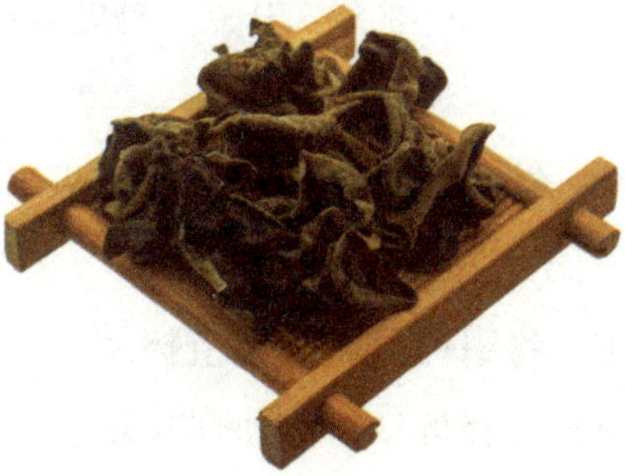

功效：核桃、红枣、黑木耳都是温性食物，能温中散寒、补脾益气。核桃仁能提升体内阳气，补肾固精、温肺定喘、润肠补脑。红枣养心补血安神，提升元气。黑木耳增强免疫力，提高抵抗力。

荔枝粥

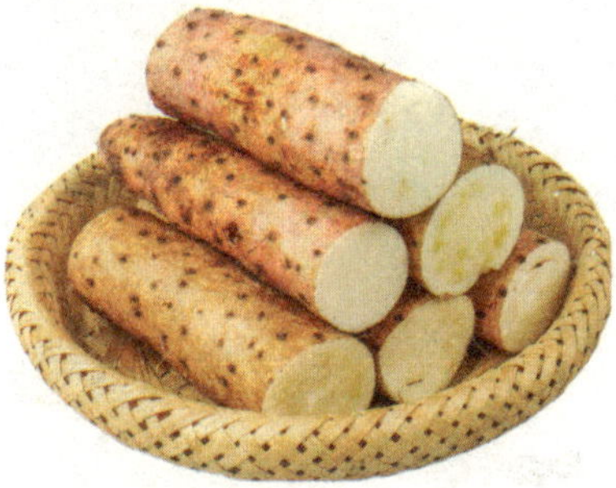

材料：干荔枝肉 50 克，山药、莲子各 10 克，大米 50 克。

做法：将荔枝肉、山药、莲子加水煮至软烂时，再加淘净的大米，煮成粥。

功效：荔枝味甘、酸、性温，

入心、脾、肝经，其果肉有补脾益肝、理气补血、温中止痛、补心安神的功效。山药味甘性平，有健脾胃、益肺肾的作用。莲子具有清心醒脾，补脾止泻，养心安神，补中养神，健脾补胃，滋补元气之功效。

韭菜炒鲜虾仁

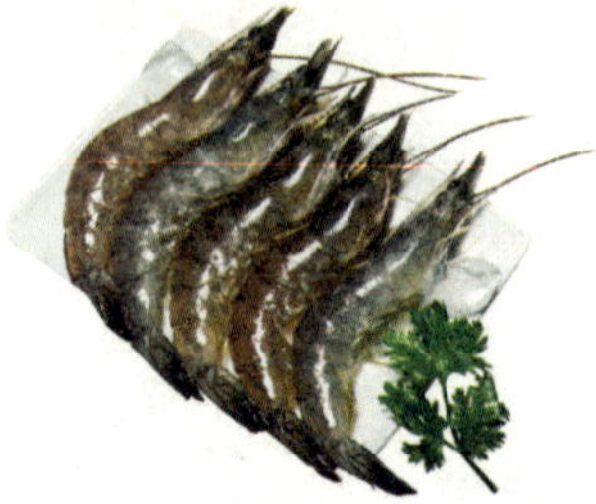

材料：韭菜 250 克，鲜虾 40 克，黄酒一小杯，葱姜少许。

做法：韭菜清洗干净后切成段，鲜虾去壳并洗净。葱切成小段，姜剁成末备用。将锅烧热后倒入植物油，先放入葱炒至香味释放，再添加虾和韭菜，倒入黄酒，持续煮至虾完全熟透，然后起锅装盘即可。

功效：韭菜具有健胃温中、活血化瘀、补肾阳的功效。虾具有补肾壮阳、祛风通络、益气开胃的功效。

中药调理

阳虚体质孩子调补的方向是温肾助阳、益气散寒。因为阳气之根源于肾，脾是气血的源头，所以孩子阳虚应先补脾，脾阳充盈，肾气也就上升了，寒气自然消退了。

太子参百合汤

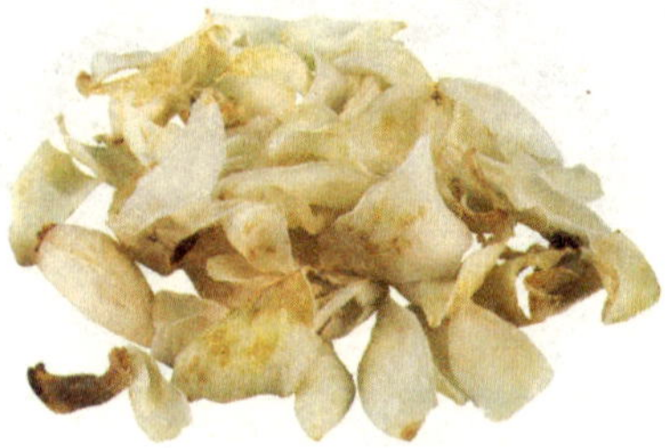

材料：太子参 10 克，百合 15 克，瘦肉 200 克。

做法：将瘦肉进行焯水处理后，取出并切成小块。百合需浸泡半小时。接着，将所有准备好的材料一同放入锅中，加入适量的水。待大火煮沸后，加入切好的瘦肉块，然后转小火继续煮制1个小时，之后便可享用此汤。

功效：太子参药性平和、味甘，有补气生津的作用；百合则味甘，性微凉，归肺、心、胃经，有养阴润肺、清心安神、补中益气的功效。有热证的孩子慎用。

当归生姜羊肉汤

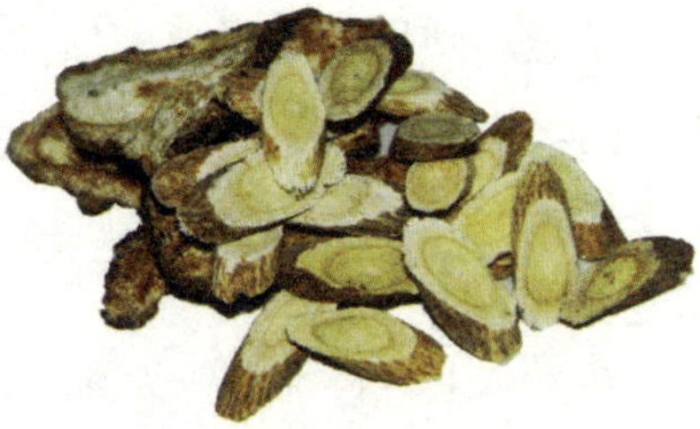

材料：当归10克，羊肉400克，生姜10克。

做法：将羊肉去骨、剔除筋膜后，清洗干净并放入锅中焯水以去除血污，随后切成厚条状。同时，将当归和生姜等洗净。接着，把处理好的羊肉、当归和生姜放入砂锅内，加入适量清水。用武火煮沸后，撇去浮沫，然后改用文火慢炖1.5小时，直至羊肉熟透。

功效：羊肉性质温和，能温补肾阳，驱除体内的虚寒。当归具有补血活血的作用，广泛用于治疗各种与血虚有关的症状。生姜可散寒止痛的。

小儿理中汤

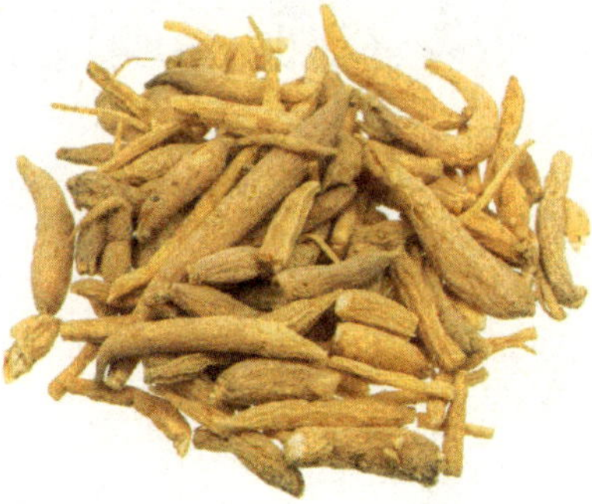

材料：太子参9克，白术9克，炙甘草3克，干姜2克。

做法：将所有材料下锅，加约2碗水，小火煲取至1碗服用。

功效：生姜大辛大热，温脾暖胃，能助阳祛寒，人参益气健脾，补虚助阳，白术健脾补虚，又能燥湿运脾，炙甘草补中益气。尤其适合脾胃虚弱、气虚无力的孩子。有热证的孩子慎用。

按摩调理

小儿推拿通过对孩子特定穴位和部位的刺激，确有增强免疫功能的作用，还可以保证孩子气血充盈，饮食不偏，食欲旺盛，发育正常等。补阳气，要先养脾胃。阳气的来源是脾胃从饮食中吸收的水谷精微。脾胃健运了，阳气才有充足的来源和动力，所以按摩补阳气的手法与补脾胃的手法较为相似。

1. 顺运内八卦

在手掌上，将手心作为圆心，以圆心到中指根部横纹大约 2/3 的距离作为半径画圆。然后，按照顺时针方向持续进行旋转动作，重复此操作 200 次。

2. 揉外劳宫穴

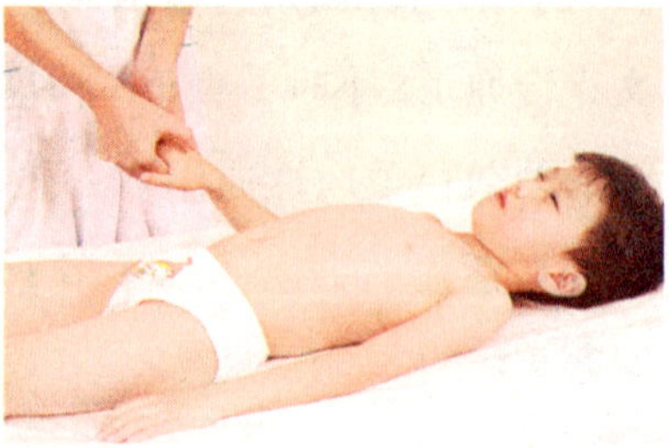

本穴在手背中央，与内劳宫穴相对应的位置，用拇指的指腹进行轻柔按摩，通常持续大约 200 次。

3. 补肾经

肾经在手部映射于小指末节螺纹面。以拇指螺纹面旋推小儿小指末节螺纹面 300 次。

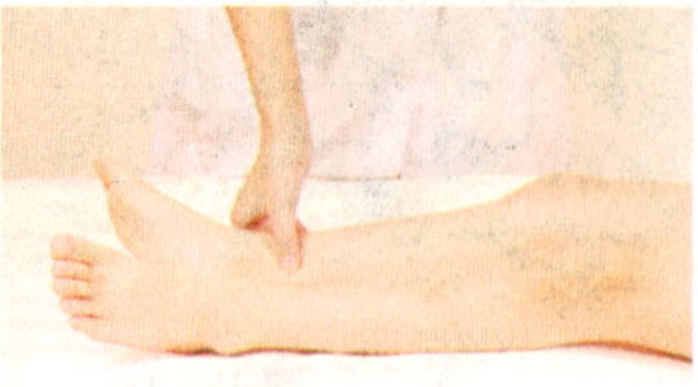

4. 揉三阴交穴

三阴交穴位于小腿内侧，足内踝尖上 3 寸，胫骨内侧缘后方。使用拇指端在小儿的三阴交穴处揉动 300 次。

5. 揉板门穴

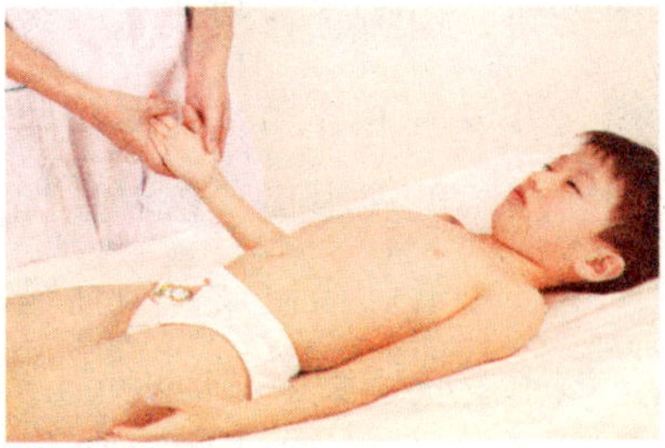

本穴在手掌的大鱼际区域。操作方式为，使用拇指端部在大鱼际部位进行揉动 300 次。

6. 捏脊

捏脊的位置在背部，从大椎穴延伸至长强穴形成一条直线。使用双手的捏法，自下而上进行捏挤，重复此动作 5 次。在开始捏之前，先轻轻地按摩背部数次，以达到放松肌肉的目的。

日常护理

阳虚体质的孩子容易患感冒、腹泻、水肿等疾病。因此，对于具有阳虚体质的孩子来说，重视保暖是必要的，同时应当避免摄入生冷食品，适度参与体育锻炼，并确保充分睡眠，以此来增强身体素质和提升免疫力。

1. 规律作息

摒弃熬夜的不良习惯是维护阳气的最有效方法之一，确保充足的睡眠可以促进阳气的生成。然而，这并不意味着应该在白天过度睡眠。保持规律的作息时间才能形成合理的生物钟，进而改善阳虚体质。如果在白天感到疲倦，适当的午休或短暂的午觉也有助于阳气的恢复。

2. 每天晒 20 分钟太阳

从中医的角度说，规律性地接受阳光照射不但有助于补充人体的阳气，而且能促进湿邪的排出。西医学界也有共识，认为适度晒太阳对健康大有裨益。经常晒太阳不仅可补阳驱寒，还有助于增强免疫力、预防感冒与流感、缓解不良情绪、舒缓关节疼痛、补充钙质以强化骨骼、预防近视眼疾、培养良好的气色、保护心血管健康以及调节血糖水平。由于孩子皮肤娇嫩，日晒时间应不超过 30 分钟。

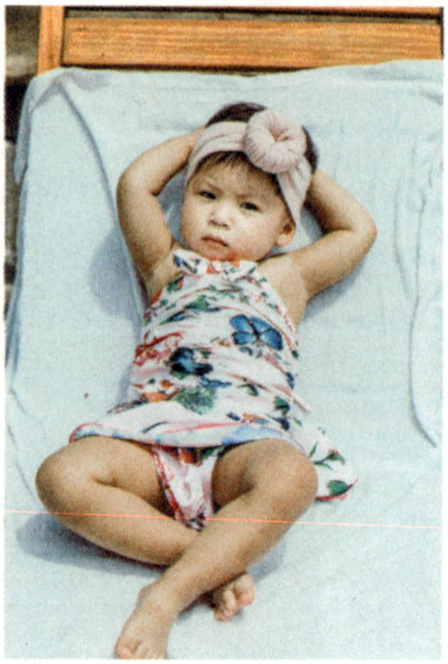

3. 给孩子泡泡脚

脚上有很多穴位与经络，热水泡脚能够刺激这些关键点，进而促进气血循环，有助于巩固阳气。同时，泡脚还能缓解疲劳并提升睡眠质量。对于阳虚体质的个体而言，每晚坚持用热水泡脚 15 ~ 20 分钟，可以有效地缓解阳虚的症状。

4. 早起适度锻炼

早晨是自然界阳气上升的时段，早起有助于促进体内阳气的升腾。按照中医理论，“动则生阳”，运动能够激发我们体内的阳气。对于那些阳气不足的人而言，晨练尤其有益。阳虚体质的人宜选择些微出汗的运动形式；而对于一般人群，没有阳虚现象，适度运动并适量出汗是较为理想的状态。

Chapter 7

小儿痰湿质的特征与调养

不同类型痰湿体质的舌象特征

痰湿体质是由于人体的脏腑功能失调，导致气血津液的运化过程出现问题，进而使得水湿在体内积聚，最终形成痰湿内蕴的现象。具体来说，当脾脏无法正常运化水湿时，多余的水分在体内积聚，形成痰湿。

痰湿体质的人体内水液容易停滞，形成痰湿，主要特征是黏滞重浊。这种体质的形成，可能是先天遗传，也可能是后天饮食习惯不好，比如过食肥甘食物。

痰湿体质的人有以下特点：

舌象特征：舌头比正常人大，舌苔白腻或白厚腻。

形体特征：体型偏胖，腹部肥满松软。

常见表现：面部皮肤油脂分泌多，容易出汗且黏；胸口感觉闷，痰多。面色黄胖而暗，眼泡微浮；口感黏腻或甜；身体感觉沉重、不爽快；脉象滑；喜欢吃肥甘食物；大便容易不成形或黏滞不爽快；小便不多或颜色微混浊。

心理特征：性格温和、稳重，善于忍耐。

环境适应能力：对梅雨季节及潮湿环境适应能力较差，容易感染湿证。

中医讲究辨证施治，除了痰湿外，每个孩子的具体情况不同，舌象也存在差异，所以需要家长进行具体分析。下面列举具有代表性的 4 种痰湿类型，且舌象也有区别，以供家长参考。

1. 痰湿内热型

舌象特征：舌质偏红，舌苔黄且黏腻。

舌象诊断：舌苔黄厚且黏腻表示孩子体内有痰湿，舌质偏红，说明孩子有内热。

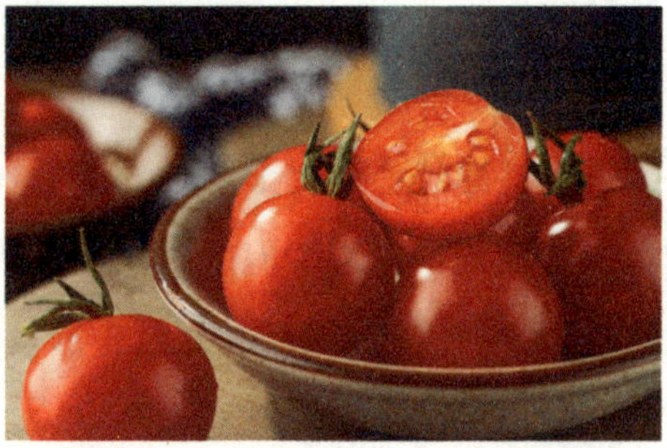

调理建议：当孩子出现这种舌象时，应先除湿气，在清热。因为热是隐藏在湿之下。所谓“湿”与水离不开，除湿就是把体内多余的水分排出来。所以在饮食上可以吃利湿清热的食物。如绿豆、冬瓜、丝瓜、黄瓜、黄花菜、水芹、荸荠、黑木耳、藕、胡萝卜、西红柿、西瓜、鲫鱼、草鱼、鸭肉等。忌油腻厚味、酸涩、甘甜、寒凉食物，总之要以清淡、温食为主。三餐定时，食不过饱，禁吃夜宵。

2. 痰湿阻滞型

舌象特征：舌质色淡，舌体胖大，舌苔白腻。

舌象诊断：舌体比正常孩子大，舌苔白腻或白厚腻，这是最为典型的痰湿舌象。舌苔白厚腻表示痰湿重，舌体胖大、舌苔黏腻说明体内湿气重。

调理建议：痰湿体质孩子的调治原则是健脾、祛湿、化痰。可以吃一些健脾祛湿化痰的食材，比如芡实、茯苓、紫菜、白扁豆、陈皮、冬瓜、赤小豆、荷叶、薏苡仁等。建议痰湿阻滞的孩子在日常生活中保持心情舒畅，避免焦虑、抑郁、烦躁等不良情绪，以免对疾病产生不利影响，饮食宜清淡，避免摄入油腻、生冷、辛辣刺激性食物，如肥肉、雪糕、辣椒等，以免加重胃肠道不适。

3. 痰湿脾弱型

舌象特征：舌质淡，舌的中后部位置舌苔厚。

舌象诊断：舌的中后部舌苔厚表示脾胃虚弱，舌质淡也是脾虚的特征，同时也表明有积食情况。舌苔厚也表明体内湿浊。舌苔不黏腻，说明痰湿问题较轻。

调理建议：脾胃虚弱的孩子在运化功能上容易受到影响，导致体内湿气积聚。为了有效地消除体内的痰湿，首先需要解决积食问题。积食是指食物在消化过程中滞留在胃中，不能正常转化为营养，从而影响脾胃的功能。

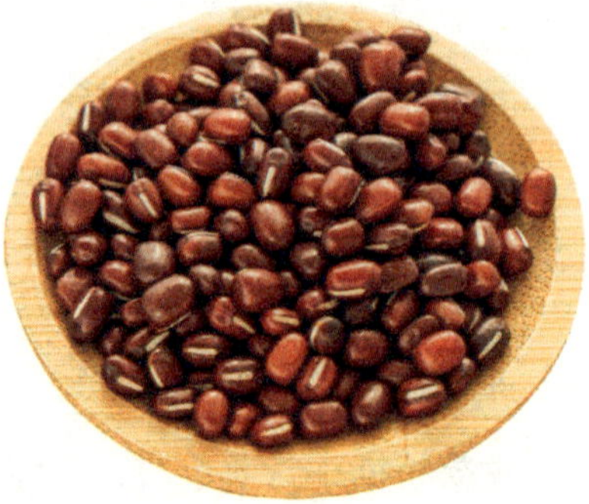

有些食物容易导致积食，包括油腻食品，如大鱼大肉、各类煲汤和油腻食品等，因为这些食物中的脂肪含量较高，不易消化。另外，谷物和面食如米饭、包子、馒头等也需要注意，如果短时间内大量摄入，会增加胃的负担。建议选择易于消化、清淡的食物。例如蔬菜、红豆、绿豆等，这些食物有助于祛湿，同时也能健脾清热，开胃增食。这样不仅有助于消除痰湿，还能促进孩子的健康成长。

4. 痰湿兼积食型

舌象特征：舌质娇嫩，舌体胖大，舌苔白且厚腻，同时舌苔布满舌面。

舌象诊断：舌体胖大，舌苔白且厚腻，是典型的痰湿质，而舌苔厚且布满舌边，表明积食非常严重。

调理建议：家长在规划孩子的饮食时，应优先考虑易于消化吸收、性质平和的食品。例如，各种蔬菜、红豆、绿豆等都具有利湿作用，可以帮助改善积食状况。

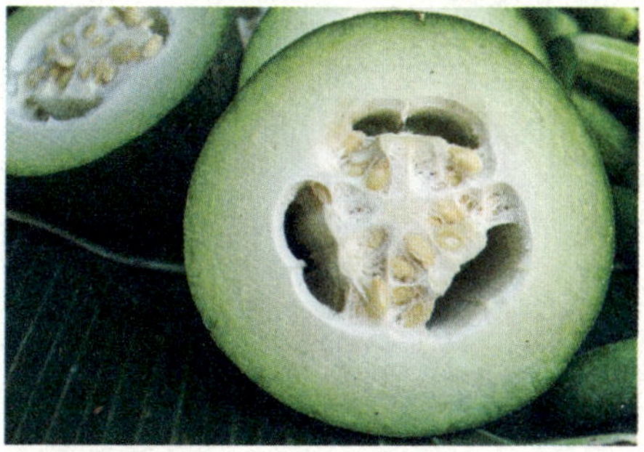

保持清淡饮食的同时，避免让孩子摄入寒凉食物，因为这类食物会伤害脾阳，导致体内湿气增多。如果孩子已经出现湿气症状，再摄入寒凉食物可能会影响代谢，使湿气难以排出体外。此外，家长可以让孩子适量摄入有助于祛湿、健脾清热的食物，如冬瓜、黄瓜、芹菜等。这些食物有助于促进肠胃蠕动、消化吸收和排泄，从而改善积食和湿气问题。

孩子痰湿体质应如何调养？

古语云“百病皆由痰作祟”“顽痰生怪病”。痰湿体质会导致很多健康问题。古代医家又言：“脾为生痰之源，肺为贮痰之器。”因此，痰湿体质的根源在于脾和肺，痰湿是脾肺两虚、脾不健运的病理产物。因此调养孩子的痰湿体质就要从益气健脾、利湿、祛痰等法则入手。

饮食调理

痰湿体质的人需注意饮食禁忌，尽量少吃油腻、温热、腥膻发物、过甜、过咸以及温肾壮阳之品，如猪肉、羊肉、狗肉、带鱼、墨鱼、无鳞鱼、虾、蟹、糖果、甜羹、大枣、巧克力、蜜枣、果脯、糖水、水果罐头、腌制咸菜、人参、鹿茸等，这些食物易聚湿生痰。

建议多吃化痰湿食物，如白扁豆、海藻、海带、黄瓜、丝瓜、冬瓜、萝卜、芥菜、金橘等。此外，可将薏苡仁、山药、芡实等打粉熬粥口服，以健脾化湿。

薏苡仁鱼腥草粥

材料：薏苡仁 30 克，鱼腥草 50 克，粳米 100 克，食盐少许。

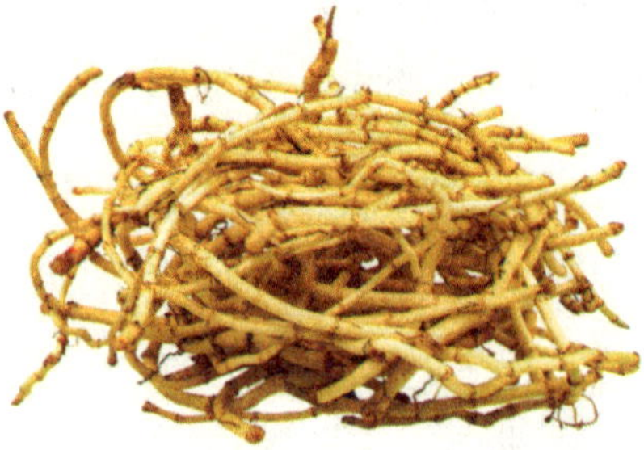

做法：首先，将粳米与薏苡仁彻底清洗干净。接着，仔细地将鱼腥草中的老叶去除并确保其清洁无污。之后，在锅中注入 500 毫升清水，待水沸腾后投入鱼腥草，随后以中火持续煎熬 15 分钟。完成此步骤后，过滤出药汁备用。接下来，用已洗净的粳米和薏苡仁煮粥。当粥煮熟后，加入先前准备的鱼腥草汁，并以适量食盐进行调味。搅拌均匀后即可出锅食用。

功效：有清热解毒、利湿祛痰的功效。

鲫鱼薏苡仁萝卜汤

材料：取鲫鱼 1 条 (约 200 克)，薏苡仁 30 克，萝卜 100 克。

做法：首先，去除鲫鱼的鱼鳞和内脏，清洗干净；接着，将萝卜切成薄片。然后，将处理过的鲫鱼和萝卜片放入300毫升的水中，加入薏苡仁一起煮成汤，最后进行调味即可食用。

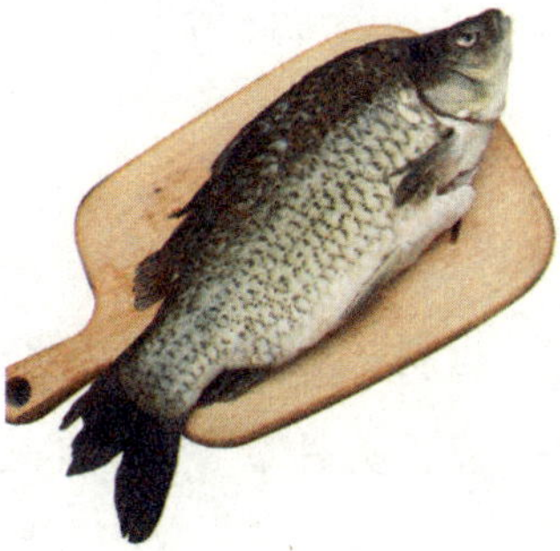

功效： 鲫鱼具备补益脾脏及利水之功效，萝卜则能消食化痰，与健脾化湿作用的薏苡仁相搭，具有益气健脾、化湿利水的功效。

茯苓赤小豆粥

材料： 茯苓15克，赤小豆50克，大米100克。

做法： 将赤小豆洗净后浸泡2个小时，使其充分吸收水分。大米淘洗干净，去除杂质。将大米和赤小豆放入锅中，加入适量的水，用大火煮沸。转小火炖煮40分钟，这样可以使大米和赤小豆充分软烂。加入之前准备好的茯苓，继续煮10分钟。当大米和赤小豆煮至浓稠，即可享用。

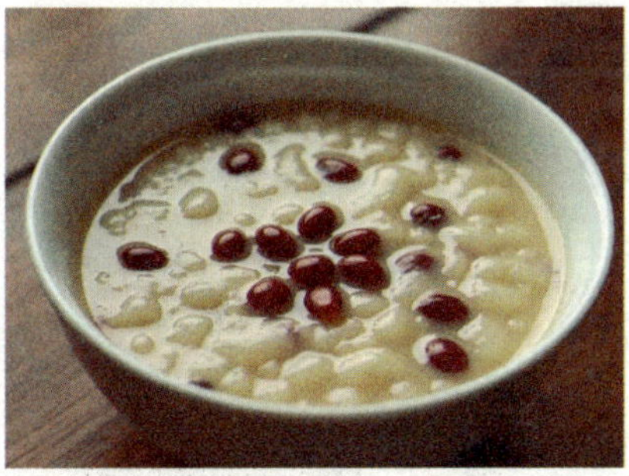

功效： 此粥具有健脾祛湿、利水消肿的功效。赤小豆可以清热解毒、利尿消肿，有助于消除体内湿气；茯苓则能利水渗湿，促进体内湿气的排出；大米则能补中益气、调和脾胃。

中药调理

痰湿体质的孩子的调理思路以健脾祛湿为主。但是不同属性，选方亦有区别。若因肺失宣降，当宣肺化痰，方选二陈汤；若脾不健运，当健脾化痰，方选六君子汤或香砂六君子汤；肾虚者当温阳化痰，方选金匮肾气丸。需要注意的是，孩子发育尚未完全，用药前应先咨询医生。

二陈汤

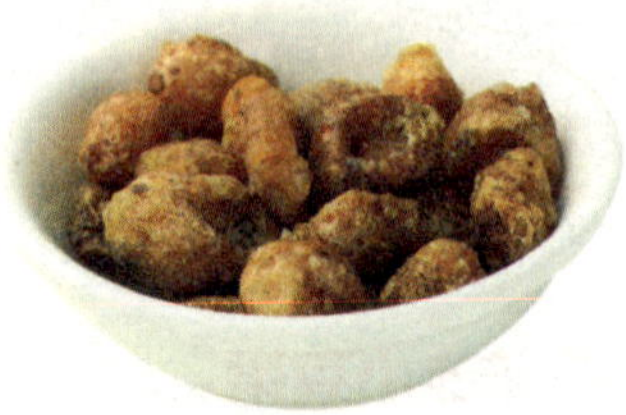

材料：半夏10克，橘红10克，茯苓6克，炙甘草3克，生姜1片，乌梅1个。

做法：以上材料除生姜和乌梅外一起混合打磨成粗粉，放入锅中，用300毫升煮，开火后放入生姜、乌梅。煎至小半碗（约150毫升），去渣取汁，凉温服用。

功效：半夏是治胃良药，有化痰、温胃、散结的作用。橘红既可理气行滞，又能燥湿化痰。茯苓健脾渗湿，渗湿以助化痰之力，健脾以杜生痰之源。鉴于橘红、茯苓是针对痰因气滞和生痰之源而设，故二药为祛痰剂中理气化痰、健脾渗湿的常用组合。

苓桂术甘汤

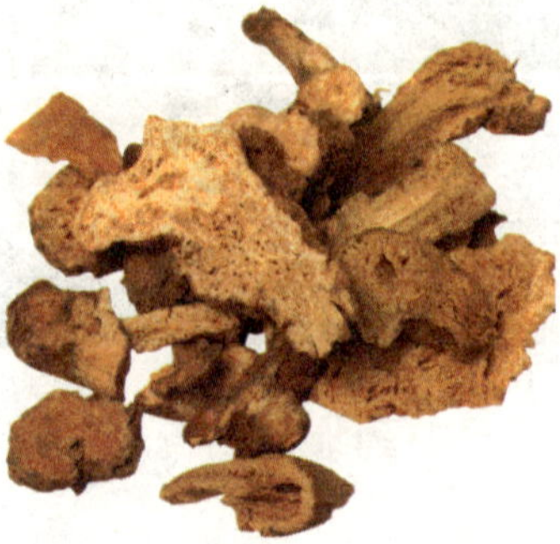

材料：茯苓6克，桂枝（去皮）4克，白术、炙甘草各6克。

做法：以上四味，以水1000毫升，煮取500毫升，去滓，分温3服。

功效：茯苓能够渗湿利水、消水饮，强健脾胃而促进水湿运化之效。桂枝辛散温通、甘温助阳，可扶正一身阳气。白术甘补渗利、苦温而燥，是补气健脾、燥湿利水之良药。甘草甘补润缓，生平偏凉，炙平偏温，既益气补中，又缓急止痛、缓和药性，还祛痰止咳、解毒。

陈皮紫苏水

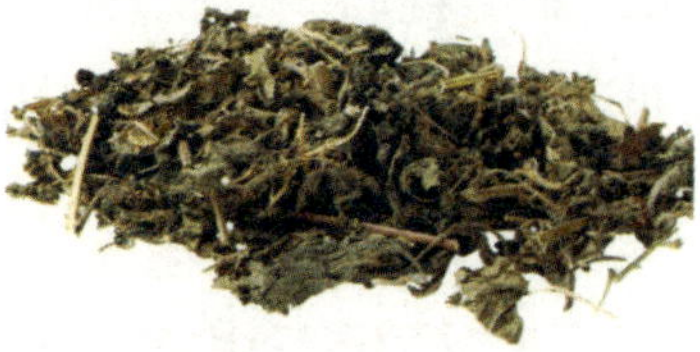

材料： 紫苏 10 克，陈皮 10 克。

做法： 将紫苏、陈皮放入杯中，然后用开水冲泡。

功效： 陈皮有化痰理气的作用，和紫苏配在一起，在受寒后饮用，散邪气，排痰止咳。

按摩调理

痰湿之生，与肺脾肾三脏关系最为密切，故重点在于调补肺、脾、肾三脏。中医按摩调养的原则以健脾益气、利湿化痰为主。因脾主运化，若脾失健运，就会积湿生痰，久而久之，而成痰湿体质。因此化痰祛湿当着重调理脾胃，斡旋中州。

1. 按阴陵泉穴

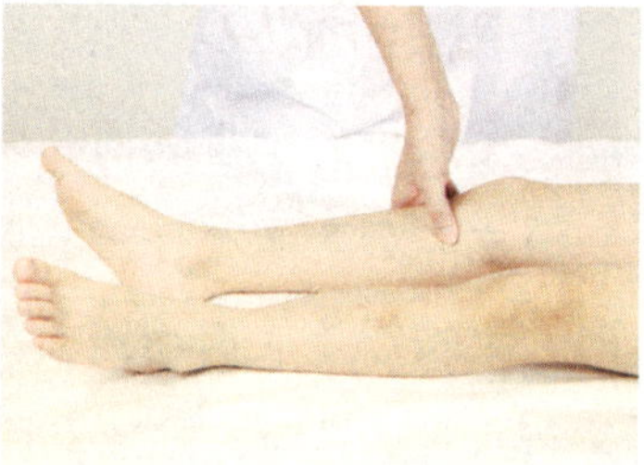

此穴在膝盖下方，沿着小腿内侧骨往上捋，向内转弯时的凹陷，就是阴陵泉所在。每天要用手指按揉这里，时间不拘，但要保证每天 10 分钟以上。

2. 揉中脘穴

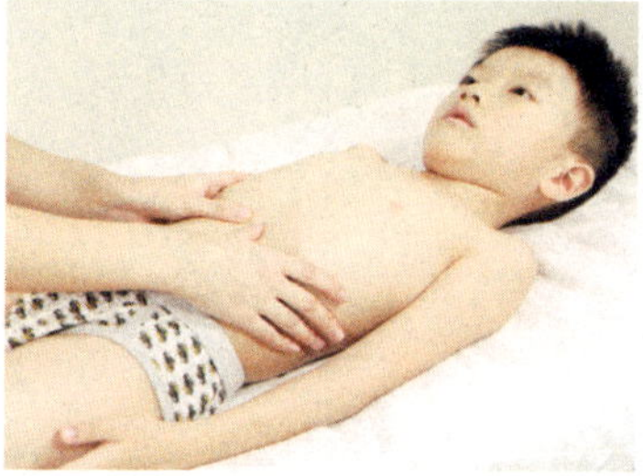

取穴时可让孩子采用仰卧的姿势，胸骨下端和肚脐连线中点即为此穴。我们可以用指端或掌根在孩子的穴位上揉 2 ～ 5 分钟，也可用掌心或四指按摩中脘穴 5 ～ 10 分钟。

3. 按揉丰隆穴

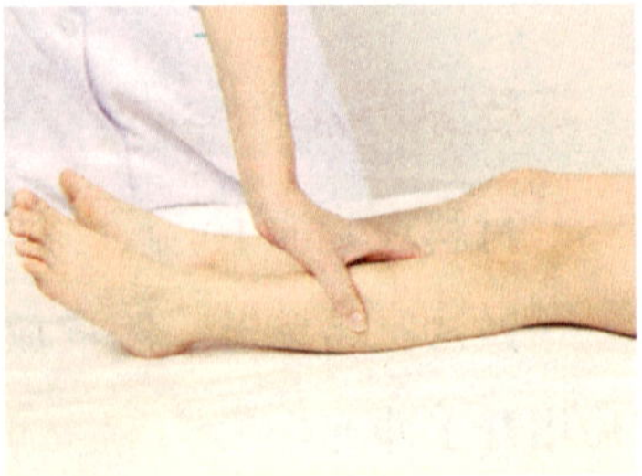

丰隆穴位于趾长伸肌外侧和腓骨短肌之间，因此处肌肉丰满而隆起，所以叫丰隆。按摩的时候建议用拇指或中指端按揉。一般每天 2 次，每次 3 分钟。

4. 揉足三里穴

本穴在小腿外侧，当犊鼻（外膝眼）下 3 寸，距胫骨前缘 1 横指处。家长用拇指端帮孩子按揉，每次 1 ~ 3 分钟。

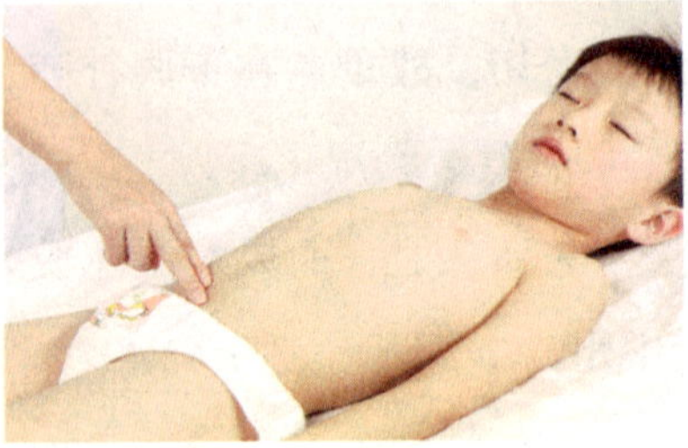

5. 按揉关元穴

本穴位置在腹正中线上，脐下 3 寸（小儿自身 4 横指）。顺时针按揉 2 ~ 3 分钟。

6. 运内八卦

在孩子的手掌表面，以掌心为圆心，以从圆心至中指根横纹的三分之二处为半径作圆，八卦穴位于此圆周上。在进行内八卦操作时，家长需用大拇指覆盖孩子的离火穴，以防止心火受到扰动。在进行八卦运转时，需从家长的大拇指上方划过。每次为孩子揉捏约 3 分钟。